AF454080

RECUEIL D'EXPERIENCES ET D'OBSERVATIONS SUR LA PIERRE,

Et en particulier fur les effets des Remedes de Mademoiſelle *Stephens*, pour diſſoudre la Pierre.

TOME I.

Expoſition des preuves pour & contre les Remedes de Mademoiſelle *Stephens*, pour diſſoudre la Pierre, contenant 155. cas fur cette matiere, avec quelques Experiences & Obſervations par David *Hartley*.

Acte du Parlement d'Angleterre pour aſſurer une récompenſe à Mademoiſelle *Stephens*, afin qu'elle rende publique la préparation de ſes Remedes.

Recette des Remedes de Mademoiſelle *Stephens* pour guérir la Pierre & la Gravelle.

Lettres écrites de *France* & d'*Angleterre* au ſujet de ces Remedes.

A PARIS,

Chez **PIGET**, Quay des Auguſtins, à l'Image Saint Jacques.

MDCCXL.

Avec Approbation & Privilege du Roy.

AVERTISSEMENT.

ON trouvera dans la traduction des *Cas* recueillis par M. Hartley, de mauvaises constructions de phrases, des répétitions & beaucoup d'expressions peu correctes ; mais M. Hartley n'ayant pas cru devoir corriger le langage tenu par differentes personnes qui ont faite elles-mêmes, & à leur façon, l'histoire de lèur maladie, on s'est astraint à rendre l'original à la Lettre. Plusieurs, en parlant du Volume des Pierres qu'ils ont rendues par le canal des urines, ont dit qu'elles étoient de la grosseur du pouce ; ce qui est contre toute vraisemblance, quoique le pouce d'Angleterre soit un peu moindre que celui de France. Lorsque M. Hartley a esté interrogé sur ce point en particulier, il a répondu qu'il n'avoit d'autre garant que le témoi-

AVERTISSEMENT.

gnage des malades & que ceux d^e
M. Burroughs (XIV. cas) & d^e
M. James (CXXXII. cas) meri-
toient confiance.

M. *Hartley parle dans une de
ses Lettres, pages* 350. & 351. *de
la lie de Savon & de la lie de Potasse ; il est bon de sçavoir que l'Auteur a entendu par-là des espéces de
lessive qui se font, sçavoir celle du
Savon en versant de l'eau boüillante sur deux tiers de cendre de Potasse & un tiers de Chaux vive, &
celle de Potasse en versant de l'eau
boüillante sur une quantité de Potasse, tel'e qu'elle soit renduë, de la
même pésanteur spécifique que la
lessive de Savon.*

Il y a maintenant sous Presse un autre Volume de ce Recueil de *Recherches & d'Experiences Physiques sur la Pierre*, qui suivant
l'ordre naturel devoit précéder celui-ci ; mais
on a commencé l'utile avant le curieux, &
pour satisfaire l'empressement du Public, on
s'est déterminé à faire paroître ce qui regarde
les Remedes de Mademoiselle *Stephens.*

EXPOSITION

Des Preuves pour & contre

LES REMEDES

DE MLLE STEPHENS

pour diſſoudre la Pierre.

Contenant 155 Cas ſur cette matiere.

AVEC

Quelques Expériences & Obſervations.

Par DAVID HARTLEY.

AU PRESIDENT

ET AUX MEMBRES

DU COLLEGE ROYAL

des Medecins de Londres.

MESSIEURS,

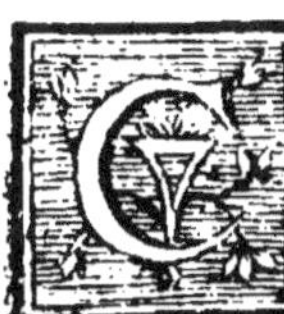

Omme vous ètes les propres juges de tout ce qui a rapport à la Medecine, je vous demande la permission de vous adresser les faits contenus dans cet Ouvrage, & je les soumets à un examen impartial & rigoureux. Si je me suis flatté moi-même par de fausses espérances, il est de mon intérêt d'ètre détrom-

4

pé, & mon devoir est de reconnoî-
tre mon erreur. Mais s'il est vrai
qu'on ait enfin trouvé un remede
pour la Pierre, rien ne sera plus
propre à confirmer l'opinion que
le public a de celui-ci que votre
approbation.

Il y a environ un an que je
publiai sur cela quelques cas &
plusieurs expériences, qui me paroissoient donner des preuves suffi-
santes de la vertu dissolvante ac-
quise par l'urine de ceux qui ont
pris les remedes de Mademoiselle
Stephens. Je crûs même que sans
entrer dans de grandes discussions
sur ce point, les faits parloient
d'eux-mêmes. Cependant je m'apperçus qu'on avoit tiré de ces
exemples & de quelques autres
semblables, des conséquences tout-
à-fait désavantageuses aux remedes de Mademoiselle Stephens,
comme si loin de dissoudre la Pierre, ils étoient au contraire propres
à la former.

C'eſt pour cela que je publie de nouveau les mêmes cas & expériences, y ajoûtant tous les cas favorables ou déſavantageux aux remedes, terminés ou imparfaits que j'aye pu raſſembler.

J'eſpere avoir prévenu dans mon ouvrage toutes les objections que je me ſuis imaginé qu'on pouvoit faire, & avoir prouvé la vertu diſſolvante tranſmiſe dans l'urine de ceux qui ont uſé des remedes de Mademoiſelle Stephens.

Comme mon deſſein eſt de donner une Hiſtoire de tous les faits qui ſont venus à ma connoiſſance, j'ai été obligé d'inſerer dans ce recueil quelques cas dans des termes ſi généraux, ou accompagnés de telles circonſtances, que les faits ne ſont pas aſſez éclaircis; mais il me paroît qu'il y en a un grand nombre d'autres aſſez clairement & aſſez préciſément énoncés, pour décider le point principal de la queſtion.

Si on veut des preuves plus am-
ples, il y a tout lieu d'espérer qu'on
en aura, lorsque Mademoiselle Stephens publiera sa Méthode & ses
Remedes, suivant le plan qu'elle
a proposé ; comme par ce moyen
ses Remedes auront été éprouvés,
dans les Hôpitaux & par les particuliers, dans ce Royaume & dans
les Païs étrangers, & que les
Médecins & Chirurgiens de toutes
les nations se seront satisfaits sur
cela, avant qu'on ait assigné aucune récompense à Mademoiselle
Stephens, je me persuade que Mademoiselle Stephens vous paroîtra
fort différente de ceux qui disent
avoir des secrets, & que vous ne
trouverez pas que les mesures pri-
ses pour rendre ses Remedes publics
puissent tirer à conséquence, à l'é-
gard de ceux qui voudroient en im-
poser en pareil cas. Je suis, &c.

AVERTISSEMENT.

PLusieurs des Cas rapportés dans cet ouvrage ont été donnés par les personnes mêmes qui en font le sujet, ou tirés de leurs lettres ; d'autres sont publiés sur un rapport verbal , ou m'ont été communiqués de bonne main , de sorte que je n'imagine point qu'il s'y soit glissé des fautes de conséquence : cependant si quelqu'un en trouve, & veuille bien m'en faire part, je serai prompt à corriger ces fautes & à suppléer à ce qui pouroit manquer.

Dans *Princes-Street* près de *Leicester-Fields* , ce 3 Mars 1738-9.

D. H.

EXPOSITION, &c.

Es recherches principales qui M. M...
ont rapport aux remedes
de Mademoiselle *Stephens*,
peuvent être reduites à deux;
fçavoir , 1°. fi ces remedes font en
général utiles ou dangereux à ceux
qui font affligés de la Pierre , ou
de la Gravelle. 2°. Si l'urine de
ceux qui ont ufé du remede , a vraie-
ment le pouvoir de diffoudre & d'entraîner la pierre , ou fi au contraire
elle n'auroit pas acquis la vertu d'engendrer la pierre ou de l'augmenter
plus vîte que l'urine naturelle de
ceux qui ont la pierre , & n'employent
pas le remede.

La premiere de ces recherches , eft
de la nature des recherches ordinaires & peut être déterminée par la fimple confidération des faits.

La feconde eft compliquée , & fe

rapporte à des faits qui ne font pas
fi fenfibles ; cependant elle peut être
déterminée en quelque façon , en
comparant enfemble les expériences
faites fur l'urine , les examens faits
par la fonde , & le rapport de ce qu'on
a trouvé à l'ouverture des cadavres.

C'eft pour remplir toutes ces vuës
que je produis tous les faits que j'ai
pu recueillir, de quelque efpece qu'ils
foient, favorables ou contraires aux
remedes : j'y ai ajoûté les remarques
que je crois raifonnables , & je laiffe le tout au jugement du Lecteur.

PREMIER CAS.

M. FETHERSTON.

*Lettre écrite par le malade même
à Mademoiselle* Stephens.

Mademoiselle , comme je fuis
convaincu que j'ai reçu un grand
foulagement par vos remedes , j'ai
pris le parti de vous écrire avant
que votre avertiffement parût ; mais
étant fort affoibli (ayant tout le côté

droit paralitique & le reste de mon
corps affecté) je ne pouvois me déterminer à écrire. J'ai été attaqué de
gravelle dans les reins environ vingt
ans, & une fois tous les neuf, dix
ou onze mois; une pierre tomboit
ordinairement dans un de mes ureteres, laquelle passoit d'abord en vingt-
quatre heures, avec quelques douleurs, mais ensuite les pierres grossissant ne passerent pas en moins d'une
semaine ou quinze jours, & cela
avec des douleurs inexprimables, &
des vomissemens violens & fréquens:
je sentois le moment que la pierre
tomboit dans la vessie, & quand j'avois une quantité d'urine pour la forcer, elle passoit toujours avec plus
ou moins de douleur, suivant la figure de la pierre, jusques environ
le commencement de Janvier 1732.
auquel tems j'eus une attaque très-violente, & très-longue. Quelque tems
après que la pierre fut tombée dans
ma vessie, je fis des efforts pour la
rendre comme à l'ordinaire; mais elle se trouva trop grosse pour passer:
elle me faisoit grande douleur, surtout quand j'urinois, ou que j'allois

à la garderobe, ce qui augmenta
avec le tems, comme je crois que
la Pierre augmenta auſſi. Je continuai quelques années à aller de mal
en pis, ſouvent obligé de garder
mon lit dans de grandes douleurs. Au
mois d'Octobre & Novembre 1736.
je fus dans une grande affliction &
forcé de garder mon lit tout-à-fait,
lorſqu'un digne Gentilhomme de ce
voiſinage, informé de ma miſere &
apprenant de *Londres* que Monſieur
Carteret avoit reçu un grand ſoulagement de vos remedes, m'engagea
à avoir une litiere pour me faire porter à *Londres*. En vérité j'étois ſi
bas & ma douleur ſi grande, que
j'avois peu d'envie de remuer ; cependant à la perſuaſion de ce Monſieur, je pris enfin le parti de me
faire porter à *Londres*, & je commençai à prendre vos remedes vers
le 5. ou le 6. Décembre 1736. Ils
me parurent d'abord un peu déſagréa-
bles, mais quelque tems après, ils
devinrent ſi contraires à mon eſtomac, que je pouvois difficilement
les retenir. Dans un mois ou cinq ſemaines, je commençai à jetter des

écailles de Pierres dures, ce qui a toujours continué jufqu'au 8. Fevrier fuivant, qu'une groffe Pierre tomba dans le col de ma veffie, & me donna de grandes douleurs pendant huit ou neuf heures, après quoi cela paffa & ma veffie fut foulagée pour quelque tems. Cependant je fuivis votre régime, & en trois ou quatre jours, je fentis de vives douleurs, fans rien vuider, pendant quelques femaines. Enfin il fortit quelques petits morceaux de Pierre, & j'eus bien du mal au col de ma veffie, & comme j'imagine à l'infertion oblique de l'uretere dans la veffie, ce qui continua fi long-tems fans rien rendre, que je ne me crus pas plus foulagé, que lorfque je les commençai. Après avoir pris les remedes environ fept mois, je fus faifi d'une violente fievre, qui m'obligea de les difcontinuer : cependant je rendis en peu de tems environ vingt ou trente morceaux de Pierre blancs & rouges, qui venoient (comme j'en fuis perfuadé) de mes reins, & étoient l'effet des remedes que j'avois pris. Quand ma fievre fut diffipée, & que je pûs être remué, je fus porté à la campagne, étant fort foible, avec beaucoup de peine encore au col de ma veſſie, occaſionnée, ainſi que je l'ai trouvé depuis, par une écaille de Pierre raboteuſe qui y étoit logée, & que je rendis vers le commencement de Septembre 1737. Après quoi je me trouvai fort ſoulagé du côté de la veſſie, mais pas tant du côté des reins. Quand je fus capable de monter à cheval, je ne me ſentois point incommodé en allant au trot auſſi vîte que mon autre indiſpoſition pouvoit me le permettre. J'ai toujours été fort bien du côté de la veſſie, & je ſuis perſuadé que j'eûſſe été bien plus ſoulagé du côté des reins, ſi la fievre m'eût alors permis d'uſer plus long-tems de vos remedes. J'appréhende qu'ils n'ayent pas pas un effet ſi prompt dans le rein que dans la veſſie, parce que dans la veſſie ils reſtent avec l'urine plus long-tems & agiſſent davantage ſur la Pierre; au lieu que dans le rein ils ne font que couler & paſſer en petite quantité ſur la Pierre. Je pourrois vous ennuyer dans mon recit, mais je ne crois pas pouvoir rendre la justice qui vous est duë, sans entrer dans des particularités. Je n'ai pas ressenti pendant quelque tems tout le bien dont je me suis apperçu depuis. Je ne puis pas dire que ma santé soit améliorée à d'autres égards, ce qui est dû, je crois, à la différence des tempéramens ou même de la maladie ; mais je suis persuadé que les remedes de Mademoiselle *Stephens* sont capables de soulager un grand nombre de pauvres créatures, qui souffrent les tourmens de la Pierre & de la Gravelle, de façon que ceux à qui Dieu en a donné lepouvoir, ne peuvent mieux disposer de leurs charités, qu'en contribuant à rendre ces remedes publics. Je suis &c.

Près de *Maidstone* dans la Province *le 8. Janvier* 1738, de *Kent.*

Cette observation est fort favorable aux remedes, quant au premier point, Monsieur *Fetherston* en ayant reçu un soulagement évident, pour ses douleurs de la Pierre, & ne s'étant apperçu d'aucun mal pour le

reſte. Par rapport au ſecond point ,
ſçavoir ſi les remedes diſſolvent ou
engendrent la Pierre , il faut obſerver ce qui ſuit.

1°. Il eſt probable que Monſieur
Fetherſton avoit la Pierre dans la veſſie & dans les reins, avant qu'il commençât les remedes. Il paroît même
qu'il a eu tant d'expériences ſur lui-
même dans cette maladie, & qu'il a
été ſi éxact à décrire tout ce qu'il
a ſenti avec toutes les circonſtances,
qu'il doit être regardé comme un bon
juge. Il eſt bien certain qu'il avoit
une Pierre dans la veſſie , car il me
dit le 6. Janvier 1737. qu'on l'avoit
trouvée deux fois avec la ſonde ,
lorſqu'on le ſonda pour la repouſ-
ſer du col de la veſſie.

2°. Il n'eſt pas probable que les
premieres écailles blanches & dures ,
la groſſe Pierrre renduë le 8. Fevrier , les petits morceaux vuidés depuis, les morceaux blancs & rouges
qu'il ſuppoſe être venus des reins ,
& l'écaille raboteuſe, qui a reſté quelque tems au col de la veſſie , ayent
tous été engendrés par les remedes.

3°. Il n'eſt pas probable non plus ,
qu'une

qu'une partie de ces morceaux foit engendrée par l'urine, & une autre féparée d'une Pierre déja formée; ces deux effets ne s'accordant point enfemble.

4°. Il n'eft point probable non plus que tous ces phénomènes foient l'effet du pur hazard; car on pourroit difficilement rapporter des exemples de pareilles chofes.

5°. Il eft donc probable que les remedes pouvoient fervir à faire la Pierre, ou que les Pierres font tombées en écailles & en morceaux propres à être rendus, c'eft-à-dire, que l'urine de Monfieur *Fetherfton* avoit le pouvoir de diffoudre & de chaffer les Pierres, ce qui préfente un côté favorable pour le fecond point. Or je crois que le tems & la maniere dans lefquels les écailles, la Pierre entiere & les morceaux ont été rendus, en comparant les anciennes douleurs du malade avec fa fituation préfente, puifqu'il en eft quitte, doivent convaincre les perfonnes attentives que la derniere conféquence eft jufte. Ce qui eft encore confirmé par une autre circonftance que Monfieur *Fe-*

therſton m'a communiquée, le 6. Juin 1737. ſçavoir, que la Pierre entiere, lorſqu'elle fut renduë, étoit couverte d'une matiere blanche, qu'il croit être de la même eſpece que les écailles qu'il avoit jettées auparavant. Et conformément à cela, on verra dans la ſuite, par quelques expériences, que j'ai faites, que pluſieurs Pierres deviennent blanches lorſqu'elles ſe diſſolvent.

II. CAS.

M. POPE.

M. *Pope* avoit les ſimptomes d'une Pierre dans la veſſie, & fut éxaminé par M. *Fern*, qui lui en trouva une. Ayant cherché du ſoulagement par tous les moyens qu'il put, il n'én trouva point; car ſes douleurs augmenterent avec une telle violence, qu'il n'avoit de repos ni nuit ni jour, mais qu'il faiſoit des plaintes continuelles. Il commença les remedes de Mlle. *Stephens* en Décembre 1737. & jetta pendant les trois premieres ſemaines une grande quantité de graviers rouges , avec de vives douleurs. Enfuite pendant l'efpace de trois mois , il rendit journellement dans fon urine des morceaux de Pierre blanche en grande quantité , qu'il pouvoit écrafer avec fes doigts en petits morceaux , comme du gruau. Après cela , il fut beaucoup mieux , il continua cependant à prendre les remedes jufqu'en Septembre 1738. qu'il put fe promener & aller au trot à cheval , fans inconvenient , & il a toujours continué de même , c'eft-à-dire , jufqu'au mois de Janvier dernier & dans une bonne fanté.

Ceci eft tiré de la relation qu'il a faite lui-même de fon état , & il paroît d'ailleurs par fes lettres à Mlle. *Stephens* que les morceaux de Pierre jettés les premiers étoient comme des écailles de fel , fort dure , & âpres , que fon urine étoit fouvent trouble & avoit un fédiment blanc , qu'il rendoit beaucoup de glaires , & qu'il étoit dans de grandes douleurs pendant le premier mois.

Ce cas eft auffi fort favorable aux remedes , quant au premier point de

nos recherches; M. *Pope* ayant été
délivré par eux des douleurs violentes. Il n'eſt point probable que les
graviers rouges , les premiers morceaux blancs jettés enſuite pendant
trois mois & pas davantage , & qu'on
émioit comme du gruau , & le ſoulagement, qui ſuivit de tout cela, ſoient
l'effet ou d'une qualité que l'urine auroit d'engendrer la Pierre , ou l'effet
du pur hazard. Au lieu que ſi nous
ſuppoſons dans l'urine une qualité
propre à diſſoudre la Pierre , les
variations dans la couleur & la con-
ſiſtance,doivent être une ſuite des différentes propriétés de différens morceaux de la Pierre,ou du plus ou moins
de tems que l'urine a agi ſur la Pierre , quand les morceaux blancs &
amollis ſont ſortis. Le ſoulagement
que le malade a reçu, peut auſſi être attribué à la diminution de la Pierre,& de
ce qu'elle eſt ſortie après cela , non
pas en morceaux , mais en eau trouble & en ſédiment blanc. Quoiqu'il
en ſoit , les grandes douleurs qu'il
reſſentit en prenant les remedes dans
les commencemens , montrent certainement que le ſoulagement ne procé-

doit pas de quelque qualité palliative qu'ils euffent eüe.

III. CAS.

M. PAYNE.

M. *Payne* étoit fujet à des douleurs dans le dos, avec des vomiffemens depuis plufieurs années, & avoit auffi de grands maux en urinant, avec des rétentions fubites, & de violens efforts pour aller à la garderobe; depuis quatre ans, il faifoit des urines fanglantes, lorfqu'il montoit à cheval & fe promenoit beaucoup. Il prit les remedes de Mlle. *Stephens* pendant quinze mois, dans l'ufage defquels fon urine étoit bourbeufe, lorfqu'il en rendoit, & laiffoit tomber un fédiment péfant, qui fe féchoit en une fubftance dure, & contenoit une matiere glaireufe & fétide. Il jetta plufieurs petits morceaux de Pierre d'une confiftance molle, & une fois il jetta une Pierre auffi groffe que le bout de fon petit doigt (après avoir eu de violentes douleurs dans le dos la nuit précédente) laquelle étoit si molle qu'elle recevoit l'impreſſion des doigts en la prenant.

Il a été & eſt à préſent parfaitement bien , depuis près de trois ans , il eſt dans ſa ſoixantiéme année. La groſſe Pierre eſt devenuë dure & a fort diminué , quand elle a été deſſéchée.

Les remedes ont encore dans ce cas-ci rendu de grands ſervices & d'une façon à ne point donner faveur à aucune qualité ou pouvoir d'engendrer la Pierre , attribuée à l'urine , mais bien au contraire. Il n'eſt pas vrai - ſemblable qu'une urine qui engendreroit la Pierre , fût propre à la chaſſer des reins ou de la veſſie , elle devroit bien plûtôt l'y retenir. Il n'eſt pas probable non plus , dans cette ſuppoſition, que M. *Payne*, après avoir eu les ſimptomes de la Pierre pendant quatre ans , en ſoit d'abord quitte , & continuë d'être ainſi depuis près de trois ans. Et le long-tems qu'il a pris les remedes fait voir que ceux qui en ont pris moins long-tems , ne peuvent point certainement

conclure contre l'efficacité des remedes, quoiqu'ils ne foient pas guéris.

IV. CAS.

MLLE. JARNIS.

Mlle. *Jarnis* étoit affligée de maux d'eftomac, naufées & vomiffemens depuis près de deux ans, auf-
quels fuccéda une douleur violente dans le dos, avec de fréquentes envies d'u-
riner, & elle rendoit à peine une cuëil-
lerée d'urine chaque fois. Après avoir pris différens remedes avec peu d'ef-
fet, enfin elle eut recours à ceux de Mlle. *Stephens*, qu'elle commença environ le 5. ou le 6. de Décembre dernier, & qu'elle continue en-
core. Ces remedes ont d'abord enle-
vé fa douleur, & elle n'en a pas eu le moindre retour depuis. Son urine en repofant, laiffe en général un fédiment d'une efpece de gravelle rou-
geâtre. Cette obfervation eft du 20. Janvier 1738.-9.

V. C A S.

M. S I N A R D.

M. *Sinard* avoit une chaleur dans les reins depuis environ trois mois, de sorte qu'il ne pouvoit pas aisément être couché dans son lit. Il prit les remedes de Mlle. *Stephens* pendant environ un mois ou cinq semaines, & pendant ce tems-là il jetta une petite Pierre grosse environ comme un grain de poivre, avec quelques graviers, & devint tout-à-fait libre de ses douleurs.

V I. C A S.

Mlle. S A L T E R.

Mlle. *Salter* commença, il y a seize ans, à être affligée d'une douleur dans le dos & de violentes nausées. Après avoir fait de l'éxercice, elle
ne

en avoit des attaques très-fâcheufes, avec douleur à la tête, & de tems en tems jettoit un peu de gravier. Ces attaques revinrent fi fouvent, qu'elles lui rendirent la vie miférable pendant fept ans; alors elle prit les poudres de Mlle. *Stephens* pendant deux mois, elles chafferent une quantité prodigieufe de gravelle, & l'ont parfaitement délivrée de tous maux de cette efpece depuis ce tems-là.

8. *Novembre* 1738.

VIII. CAS.

M. BAKER.

M. *Baker* étoit affligé de la gravelle dans les reins depuis quelques années; il prit plufieurs remedes, fans aucun foulagement. En 1730. il prit les poudres de Mlle. *Stephens*, il fentit très-vîte du foulagement, & il a été quitte de fes maux depuis ce tems-là, fi ce n'eft quand il ufe de liqueurs capables de les réveiller; mais alors deux ou trois do-

ſes de la poudre l'en délivrent entierement.

V I I I. C A S.

M. P E A R M A N.

M. *Pearman* étoit affligé de gravelle dans les reins depuis quelques années, il prit différens remedes , ſans être ſoulagé. Alors il prit
les poudres de Mlle. *Stephens* ; il
trouva du ſoulagement tout d'un
coup & a été délivré de tous maux
ſemblables , pluſieurs années.

29. Novembre 1738.

Les cinq derniers cas ſont des
preuves manifeſtes que les remedes
ont ſoulagé , & quoiqu'ils ne prouvent point une vertu de diſſoudre la
Pierre dans ces remedes , parce que
d'autres remedes , qu'on ne ſuppoſe-
roit point avoir cette vertu , paroiſ-
ſent capables de faire les mêmes gué-
riſons , cependant les effets s'accordent bien avec la qualité diſſolvante ,

& font fort éloignés de prouver la qualité d'engendrer la Pierre. On remarquera encore que dans les trois derniers cas, on n'a pris que des poudres, lesquelles cependant fembleroient plus vraifemblablement avoir la qualité d'engendrer la Pierre que la décoction ou les boules de favon.

IX. CAS.

M. BROCKMAN.

M. *Brockman* fut taillé le 21. Août 1723. au haut appareil par M. *Chefelden*, qui lui tira une Pierre d'une groffeur confidérable : après cela, il n'eut aucun retour de fon mal, jufques au mois d'Août 1737. Alors il reffentit des maux affez vifs, que l'on jugea & lui-même, être caufés par une autre Pierre. Quoiqu'il en foit, *il s'en tira par des recettes ordinaires, après quelques jours*, & il continua d'être foulagé, jufques au mois d'Octobre fui-

vant , qu'il eut une autre attaque.
Sur quoi il eut recours aux remedes
de Mlle. *Stephens*. Ils étoient d'abord
trop forts pour son estomac , mais
il les varia ensuite de façon , qu'il
en prit deux fois par jour , pendant
plus de trois mois , & pendant ce
tems , il jetta deux petites Pierres ,
ce qui avec un peu de petits sables
graveleux , est tout ce qu'il a observé avoir rendu , soit devant , soit depuis. Il a été délivré de ses douleurs
depuis le mois d'Octobre dernier.
Datté du *premier Septembre* 1738.

Il ne paroît pas par cette observation que les remedes ayent fait
dans ce cas des effets bien particuliers , mais au moins la sortie des
deux petites Pierres s'accorde bien
mieux avec la qualité dissolvante re-
connuë dans l'urine , qu'avec celle
d'engendrer la Pierre.

X. CAS. *

MILORD EVESQUE DE BATH ET WELLS.

Milord Evêque de *Bath* sentit, il M. D. B... y a cinq ans, une douleur au côté gauche après avoir monté à cheval quatre jours de suite & il rendit de l'urine, qui d'abord fut couleur de caffé, & qui devint ensuite sanguinolente. Ses souffrances augmenterent en fort peu de tems, il devint sujet à faire des urines teintes de sang, toutes les fois qu'il alloit à cheval. Un jour il éprouva une douleur très-violente le long de la région de l'uretere droit, cette douleur ne dura qu'un moment & se fit sentir, pendant un accès de colique occasionné par des fraises. Au bout de deux ans, Milord fut obligé de

* Cette observation est la première des dix que M. *Hartley* publia dans son petit Ouvrage imprimé en 1738. à *Londres*.

C iij

quitter le cheval, & il ne pouvoit plus faire à pied d'exercice un peu violent sans rendre des urines sanguinolentes, il souffroit quand il urinoit, il sentoit en même tems des envies d'aller à la garderobbe. Mais il ne se fit point d'embaras au passage de l'urine. M. l'Evêque de *Bath* commença les remedes de Mlle. *Stephens* au mois d'Avril 1737. D'abord ils augmenterent ses douleurs; lorsqu'il urinoit, les urines qu'il rendoit étoient troubles, mêlées d'une matiere glaireuse & puante, d'un sédiment épais & pésant, & quelquefois de petits fragmens de Pierre de consistance molle. En cinq ou six semaines, il fut beaucoup mieux, & fut en état d'aller en carosse sur le pavé. Sa santé en général parut en meilleur état.

Au commencement de Juillet, Milord eut de nouvelles douleurs en urinant, & il sentit des embarras à l'entrée de l'urethre; de tems en tems, il jetta plusieurs morceaux de Pierre molle, entr'autres un assez gros, en partie mol & blanc, en partie brun & dur, qui lui fit un peu de mal en passant. Après quoi il n'eut plus ni douleur ni peine à uriner. Au mois de Septembre, M. l'Evêque de *Bath* partit pour la campagne , il fut en état de monter à cheval , & d'aller même au trot , & il ne reſſent abſolument plus rien , que de tems en tems quelques inquiétudes dans les reins. Il a continué encore quelque tems les remedes de Mlle. *Stephens* , ſon urine a toujours été parfaitement claire , pendant qu'il les a pris , mais elle eſt devenuë trouble à deux repriſes différentes , qu'il les a diſcontinué , & elle a dépoſé un ſédiment rouge, qui eſt devenu d'une nature pierreuſe en ſéchant.

Et par une lettre du 27. Janvier 1738-9. Milord m'informa qu'il a continué les remedes avec quelques intermiſſions , juſqu'au milieu de l'été , mais ſans s'appercevoir qu'ils ayent eu un grand effet pour chaſſer la Pierre ; & il s'eſt bien porté depuis , ſans aucun retour de ſes anciennes ſouffrances. Point de douleur, point de difficulté ou d'ardeur d'urine , point de ſang dans ſes urines , quoiqu'il ait fait différens voyages & qu'il monte à cheval journellement. Il a

cependant dans des tems quelques fen-
fations pénibles dans les reins, com-
il a été dit ci-devant. Milord ajoû-
te auffi qu'il n'a jamais vuidé d'écailles ou fragmens de Pierre, avant qu'il
prît les remedes , mais quelquefois
feulement un peu de gravelle.

Si l'on fuppofe ici que les écailles molles & les fragmens dont il
eft queftion, ont été formés par les
remedes , on peut naturellement demander pourquoi ils avoient la forme d'écailles & de fragmens ; comment un morceau étoit mol & blanc
d'un côté , brun & dur de l'autre ;
pourquoi ils ne continuerent pas de
fortir auffi long-tems que Milord a
continué les remedes , & comment il
eft arrivé qu'il a reçu un fi grand
foulagement , fi la Pierre ou les Pierres que Milord avoit probablement
dans les reins ou dans la veffie , ou
peut-être dans l'un & l'autre , font
demeurées les mêmes , ou font aug-
mentées. De même on ne peut pas
fuppofer que ces chofes foient les effets du pur accident , parce que rien
de femblable n'eft jamais arrivé à

Milord auparavant, & qu'il n'y a dans ce fait aucun hazard à trouver, fi on en confidere toutes les circonftances. Au lieu qu'une vertu diffolvante dans l'urine, qui eft la feule chofe à fuppofer, (fi on en exclut la vertu d'engendrer la Pierre & les accidens,) expliquera facilement tout ce qui eft arrivé. Pourquoi quelques morceaux de la Pierre réduits en écailles, d'autres en fragmens, fuivant leur différente nature? Pourquoi ce qui a été long-tems expofé à l'urine étoit blanc & mol, & ce qui l'a été peu, étoit brun & dur conformément aux autres expériences, que nous rapporterons? Les écailles & fragmens difcontinuerent d'être vuidés, parce que toute la Pierre difpofée à être diffoute a été vuidée. Le foulagement reçu vient de la Pierre, alors renduë, & le mal-aife dans les reins vient probablement de la Pierre qui y eft encore reftée, qu'il rend plus lentement comme étant d'une nature plus dure, ou moins expofée à la vertu diffolvante de l'urine.

* XI. CAS.

Le Docteur Sykes.

M. D. B... LE Docteur *Sykes* , a été sujet depuis plusieurs années à des douleurs dans les reins, accompagnées de vomissemens & de tems en tems il a rendu de petites pierres; après une secousse qu'il eut dans un carosse, il y a 4 ou 5 ans , il sentit en urinant une douleur qui dura 3 semaines. Au mois de Novembre 1736. une nouvelle secousse dans un carosse lui redonna la même douleur, lorsqu'il vouloit uriner. Cette douleur devint au bout de quelque tems très-violente , elle étoit souvent accompagnée d'une obstruction subite dans le canal de l'urethre , &

---

* Cette observation est datée du mois de Février 1738. Elle a été imprimée dans le Recueil des dix Cas publiés d'abord par le Docteur *Hartley* , & on n'y a rien ajouté ici pour le fonds, parce que M. *Sykes* n'a pas eu de retour de ses douleurs , & qu'il n'a point pris des remedes depuis.

M. *Sykes* avoit de fréquentes envies d'uriner, fur-tout, quand il faifoit du mouvement; il rendit un jour de l'urine fanguinolente après avoir été long-tems en caroffe, il fentit de la difficulté dans la région de la veffie, & il crut s'apercevoir en fe tournant dans fon lit que quelque chofe rouloit dans fa veffie. Ces accidens durérent environ 14. mois, & enfin au mois de Février 1737. le Docteur *Sykes* commença les remedes de Mlle. *Stephens*; pendant quelques jours fes douleurs augmentérent beaucoup, lorfqu'il urinoit; fon urine devint chargée d'un fédiment blanc & épais; il jetta depuis plufieurs fragmens de Pierre molle, & quelques fragmens d'une Pierre dure. En deux mois de tems, il fut entiérement quitte de tout ce qu'il fouffroit, excepté quelques douleurs legéres, qu'il reffentoit encore le long des urétéres. M. *Sykes*, continua les remédes de Mlle. *Stephens* jufqu'à la fin d'Août, fon urine ne ceffa de dépofer un fédiment blanc & pefant, que les 10 ou 15 derniers jours qu'il les prit, & depuis il s'eft très-bien porté, il eft en état d'aller à cheval au trot, & fur le pavé en caroffe, fans aucun inconvénient.

M. M... A ce fujet on peut obferver.

1°. Que le Docteur *Sykes* avoit probablement une Pierre dans la veffie ; la douleur & fupreffion fubite en piffant, l'urine fanglante après avoir fait des mouvemens, & un malaife dans la region de la veffie, étant de fortes preuves de la Pierre, quand tous ces fimptômes fe trouvent enfemble.

2°. Qu'il n'eft pas probable que les écailles ou fragmens foient engendrés par les remédes, puifqu'ils ceffèrent d'être vuidés après un certain tems, quoiqu'il continuât l'ufage des mêmes remédes.

3°. Qu'il eft encore bien moins probable que ces remédes ayent engendré en même tems des écailles molles & des fragmens durs.

4°. Qu'il n'eft pas vrai-femblable que cette décharge d'écailles & de fragmens ait été par pur accident, parce que rien de femblable ne lui eft jamais arrivé, foit avant, foit depuis le remede. Les petites Pierres qu'il jettoit au-

paravant, étoient entiérement différentes des écailles & des fragmens en
queſtion, & de ce qu'on nomme communément Pierres graveleuſes.

5°. Que par cette raiſon, ces écailles & fragmens étoient probablement
détachés d'une Pierre dans la veſſie, par
quelque altération que les remedes pro-
duiſirent dans l'urine, c'eſt-à-dire, que
l'urine changée par les remedes, a le
pouvoir de diſſoudre les Pierres.

6°. Que l'évacuation des écailles &
fragmens a ſuivi l'uſage des remedes,
& le ſoulagement, cette évacuation,
comme des effets relatifs à leurs cauſes.

7°. Qu'il n'eſt pas vrai-ſemblable
que des remedes qui donnent tant de
douleurs d'abord, puiſſent laiſſer un
malade à ſon aiſe, juſqu'à ce que la
Pierre ſoit déchargée, fort diminuée,
ou amollie,

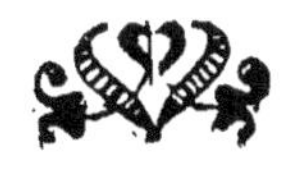

XII. CAS.

M. CUTLER.

M. *Cutler*, dans une lettre datée du premier Février 1738.-9 , dit qu'il a pris sept des boules de Mlle *Stephens* (& de sa poudre à proportion) qu'il n'est ni pis ni mieux ; qu'il n'a jetté ni gravier ni Pierres , & que sa maladie étoit & est encore une douleur violente dans le dos & en urinant.

XIII. CAS.

Mlle. KILLICK.

Mlle. *Killick* , femme de M. *Killick* chirurgien , étoit depuis environ cinq ans fort tourmentée au col de la vessie ; elle a rendu des urines sanglantes deux ou trois fois ; elle eut une fois une suppression d'urine pendant deux jours ; alors M. *Killick* lui mit la sonde & trouva la

Pierre dans la veſſie. Elle prit les poudres de Mlle. *Stephens* environ un mois, & ſon urine pendant ce tems-là dépoſoit un ſédiment qui devenoit fort dur, lorſqu'il étoit deſſéché. Elle fut beaucoup mieux, quoique pas abſolument quitte de ſes douleurs, pendant environ deux mois après l'uſage des poudres, & enſuite elle mourut d'une fievre.

Ce cas va à la preuve du premier point, & ne détermine rien quant au ſecond point; car on a beſoin d'être éclairci par les autres, avant de juger quel a été l'effet des remedes dans celui-ci. S'il paroît par les autres que les remedes engendrent la Pierre, alors le ſédiment que Mlle. *Killick* a rendu, contenoit une partie de la matiere pierreuſe engendrée, & l'autre partie ſoulageoit les douleurs en recouvrant la Pierre d'une ſurface plus molle. Mais s'il reſulte des autres cas que les remedes diſſolvent la Pierre, alors il eſt probable que le ſédiment contenoit une partie de la Pierre diſſoute, & que les douleurs étoient ſoulagées par l'amoliſſement

de la furface de celle qui reftoit.
Quelque chofe que l'on fuppofe, il
paroît que les poudres font une grande partie des remedes, & par conféquent que leurs bons ou mauvais effets font probablement quelque chofe de plus que ceux du favon pur.

XIV. CAS,

M. BURROUGHS.

Lettre du 10. *Octobre* 1738.

MONSIEUR,

DAns les derniéres quinze ou
feize années, j'ai eu trois ou
quatre petites attaques de gravelle,
mais je n'en ai jamais eu, qui m'eût
obligé de garder la chambre jufqu'en
Mai 1736. que par une violente fe-
couffe mon cheval *s'étant écarté*, &
ayant fauté hors du chemin, je me
fentis affligé des reins. Depuis ce
tems-là & pendant quelques mois, je
rendois, prefque toujours & avec de
grandes douleurs, des morceaux de
gravelle, avec quelques Pierres rondes & polies, de la groffeur de *L'i-*
vraye,

vraye. Au mois de Septembre, j'eus une fuppreffion d'urine pendant cinq jours, & je n'en rendois que ce qui pouvoit paffer au travers d'un morceau monftrueux de gravelle, qui vint enfuite. Trois autres morceaux de différente forme fortirent encore en une femaine de tems, après quoi je fus fort foulagé pendant environ deux mois; mais au mois de Novembre, j'eus de grandes douleurs au col de la veffie, depuis ce tems-là je rendis des urines fanglantes, & mon urine fur-tout aux mois de Janvier & Fevrier fuivans, étoit prefque toujours cuifante. Je ne pris point les remedes de Mlle. *Stephens* jufqu'au 12. Fevrier, & le 19. je rendis une affez groffe Pierre de couleur blanchâtre. En moins de quinze jours j'en rendis dix-huit, dont la derniere étoit régulierement ovale, avoit un pouce & demi d'un côté & environ un pouce de l'autre, & cependant avec peu de douleur; quelques-unes des autres étoient plus groffes que des pois; une partie étoit d'une fubftance polie, ronde ou ovale d'un côté, raboteufe de l'autre, & rompuë en différentes formes. Depuis ce tems-là , Dieu merci , je n'ai point senti de douleur dont il vaille la peine de parler , & je n'ai rendu qu'un petit gravier rouge. De plus j'ai parfaitement retenu mes urines depuis ce tems-là , hors dans les deux premiers mois ; au lieu que les années précédentes , je les rendois souvent involontairement. Il y a une chose dont je suis fort surpris , qui est que lorsque les Pierres sortoient , elles se présentoient si près l'une de l'autre qu'après chaque sommeil , je me réveillois avec une suppression d'urine ; en prenant cinq ou six pilules de Mlle. *Seephens* , la suppression cessoit , & les urines venoient constamment en quatre ou cinq minutes.

Voila une histoire véritable de ma maladie , de laquelle je consens que vous fassiez l'usage qu'il vous plaira. Je suis &c.

On voit dans ce cas un grand soulagement & point de preuves d'aucune propriété d'engendrer la Pierre , mais plûtôt le contraire. Il paroît seulement que la Pierre a été ici plûtôt brisée en morceaux solides, que dissoute par dégré. Conformément à cela on verra quand nous viendrons aux expériences, qu'une petite Pierre dure étoit fenduë en plusieurs endroits, après avoir été mise en digestion pendant environ un mois, dans mon urine, devenuë Alkaline : On recherchera si c'est l'effet de l'urine qui auroit imbibé, gonflé & éclaté la Pierre ou de quelqu'autre cause.

X V. C A S.

M. ARNET.

M. *Arnet* a été tourmenté d'une douleur entre le défaut des côtes & le côté droit pendant quelques années. Il jetta une fois une Pierre platte, brune & longue de près d'un pouce. Pendant les dernieres neuf ou dix années, son mal augmenta, surtout par le mouvement, & lorsqu'il s'étoit donné du mouvement, son urine étoit de couleur de caffé ou sanglante. Il prit les remedes de

Mlle. *Stephens* pendant deux mois le
dernier été , & trouva un grand foulagement à fes maux. Quoiqu'il en
foit , comme il appréhende encore
d'avoir une Pierre dans le rein droit,
à caufe des douleurs qu'il y reffent ,
il a pris le parti de les recom-
mencer , ne les ayant interrompus
qu'à caufe de fes affaires , ou faute
d'avoir des remedes , ou à caufe de
la goutte.

X V I. C A S.

M. B E R R E Y.

M. *Berrey* a eu la Gravelle dans
les reins pendant quelque
tems, & a jetté beaucoup de graviers
avec plufieurs Pierres , dont quelques-unes longues d'un demi pouce :
il a quelquefois un embarras au
col de la veffie , pendant un peu de
tems , avant que l'urine vienne. Il
a pris les remedes de Mlle. *Stephens* ,
depuis le mois de Juin 1738. Il en
a reçu un grand foulagement , mais

n'a point jetté de graviers , de Pierre , ou de morceaux de Pierre depuis qu'il les a pris. Son urine eſt ſouvent trouble , quelquefois blanchâtre & quelquefois rougeâtre.

XVII. CAS.

Mlle. BILBIE.

Mlle. *Bilbie* fut attaquée il y a environ trois ans , de violentes douleurs dans le rein gauche , nauſées & vomiſſemens. Ses maux revinrent quelque tems après , & elle a continué de reſſentir preſque toujours de la douleur , ſur-tout quand elle ſe donne du mouvement. Elle conſulta pluſieurs fameux Médecins , qui tous s'accordérent à croire qu'elle avoit une Pierre dans le rein. Elle fut obligée de prendre des opiates en grande quantité pendant neuf mois , elle perdit l'apétit & tomba dans un très-mauvais état. Elle a pris les remedes de Mlle. *Stephens* toujours depuis Décembre 1737. mais ſon eſtomac ne peut en fupporter les dofes requifes. Elle en a cependant retiré un grand foulagement , tant pour les douleurs de la Pierre , que pour fa fanté même à d'autres égards. Son urine eft fouvent blanche , & dépofe un fédiment femblable à de la terre graffe dont on fait des pipes.

Je laiffe ces trois derniers cas à être éclaircis par d'autres preuves. S'il doit réfulter des autres , que l'urine changée par les remédes a le pouvoir de diffoudre , ces derniers cas s'accorderont avec les autres , dans la fupofition qu'ici elle a operé d'une maniére moins fenfible. Quelquefois la Pierre vient en écailles , quelquefois en fragmens , & quelquefois dans une forme plus menuë & impalpable, dans l'urine trouble & le fédiment blanc , ainfi qu'on doit naturellement l'attendre d'une qualité diffolvante dans l'urine , laquelle agit fur différentes Pierres , dans différentes circonftances.

XVIII. CAS.

M. BARON.

M. *Baron* étoit attaqué de la Pierre & gardoit la maison depuis environ quatre ans, il commença les remedes de Mlle *Stephens*, le 9. Avril 1738, à cinq heures du soir, âgé de 67 ans ; dans la nuit, grande douleur, & point de repos.

10. Avril, au matin, sediment blanc & glaireux dans l'urine, avec de petites Pierres ; dans le jour, fort peu d'urine, avec grande difficulté & beaucoup de douleurs.

11. Au matin, plusieurs petites Pierres & du sable, avec grandes douleurs toute la nuit, & point de repos. Douleur fort grande tout le jour.

12, 13, 14, 15, de même.

16. Peu d'urine & grandes douleurs.

17, 18, de même.

19. Urine plus trouble & plus blanche ; grande douleur.

20. de même.

21. de même ; seulement il vomit les poudres à cinq heures de la nuit , & la nuit ensuite moins de douleur.

Jusques-là il avoit gardé un journal, après quoi il l'a discontinué. Ce Cas suit assez celui de M. *Bolton* (ci-après) & se passoit dans le même tems. Ensuite M. *Baron* qui avoit été sensiblement convaincu qu'il avoit une grosse & pésante Pierre dans la vessie , par les simptômes fâcheux qu'il ressentoit ordinairement , & particuliérement parce qu'il s'appercevoit sensiblement qu'elle changeoit de place , suivant qu'il changeoit de posture , trouva sa douleur , son poids & sa compression diminués par dégrés , jettant dans ces entrefaites de petites Pierres , & des morceaux de Pierres presque de toutes fortes de couleurs, formes & consistances , quelques-unes de couleur grisâtre , dures & visiblement concaves & convexes. Il trouva plusieurs difficultés pendant qu'il prenoit les remedes,& particuliérement celle de les retenir difficilement dans son estomac.

Il a présentement quitté les remedes depuis six semaines ; son urine coule
librement

librement & sans la moindre difficulté:
le poids & l'oppression qu'il sentoit
dans la vessie, sont entiérement dissipés;
mais il est à présent incommodé d'une
grande douleur dans la région des
reins, par accès, quelquefois d'un
côté, quelquefois des deux, qui s'é-
tend tout le long de la cuisse du côté
affecté. Avant qu'il prît les remedes,
il n'avoit jamais jetté rien de plus gros
qu'une grosse tête d'épingle, avec
quelques sables rouges. Son urine est
à présent comme celle des gens sains.

Cette histoire de M. *Baron* m'a été
envoyée à sa priere, par un de ses amis,
& est datée du 28 Janvier 1738.-9;
elle présente des observations pareilles à celles qui ont déja été rapportées,
sçavoir que la décharge des Pierres ou
morceaux, avec le soulagement qui en
a suivi, n'étoit point probablement
un pur effet du hazard, ou d'une vertu d'engendrer la Pierre, & par conséquent doit venir d'une vertu dissolvante. Elle confirme aussi l'observation
de M. *Fetherston*, que l'urine changée
par le remede, a probablement plus de
pouvoir sur les Pierres de la vessie, que

fur celles des reins. M. *Baron* paroiffant avoir encore une Pierre dans un
ou dans les deux reins.

***

XIX. CAS.

M. BLENCOWE.

M. *Blencovve* eut au mois de Juin
1735. une rétention d'urine, a-
vec douleur & naufée, & enfuite devint
fujet à faire des urines fanguinolentes,
quand il montoit à cheval : il confulta
un Médecin fameux , qui jugea qu'il
avoit une Pierre dans le rein , trop
groffe pour paffer ; il prit différens remedes pendant un an. Vers Noël
1736 , il prit des poudres de Mlle *Ste-*
phens avec du thé pendant une femaine ; elles furent fi diuretiques , & le
conftipérent fi fort, qu'il fut obligé de
les quitter , fans en avoir retiré aucun
fruit, & il a eu de plus grandes difficultés d'uriner & douleurs de reins depuis.

Puifque les poudres de Mlle *Ste-*
phens font fort diuretiques , il n'eft pas
vrai-femblable qu'elles doivent engen-

les ureteres , & faifoient leur chemin

drer ou augmenter les Pierres; par conféquent comme il eſt difficile que la liqueur ſavoneuſe le faſſe , il n'eſt pas
vrai-ſemblable que les deux remedes
enſemble en ſoient capables.

Eu égard à l'obſervation même , il
faut remarquer , que comme M. *Blencovve* ne prenoit point la liqueur avec
les poudres & ne ſe ſentoit pas en état
de les continuer , on ne pouvoit pas
eſpérer qu'il en retirât le même fruit
que les autres. Et il paroît par les
autres Cas qu'il eſt ordinaire à ces
remedes pris enſemble d'augmenter les
ſimptômes d'abord & de les ſoulager
enſuite : ce qui ſemble être une préſomption en faveur du pouvoir qu'ils
ont de diſſoudre la Pierre.

XX. CAS.

Mlle B****.

Mlle *B**** ma femme , pendant les vingt dernieres années a
perpétuellement fait des Pierres dans
ſes reins,& lorſqu'elles tomboient dans

dans la veffie, elles avoient coutume
de lui caufer de fi grandes douleurs,
& de la jetter dans de fi violentes ago-
nies, qu'elle ne pouvoit être foulagée
que par beaucoup de *Laudanum*. Elle
a eu plufieurs de ces rudes accès, mais
plus fréquens autrefois que dans les
derniers tems,& elle a gardé deux petites boëtes pleines de Pierres de différentes formes & groffeurs, qu'elle a
renduës en différens tems;la plus groffe
eft prefque comme une féve d'haricot.
Quand la Pierre avoit une fois gagné
ces paffages difficiles, le foulagement
fuivoit immédiatement, & en deux ou
trois jours de tems, elle fortoit ordinairement avec l'urine. Mais dans la
derniere attaque violente que la malade eut (il y a environ deux ans) il ne
vint point de Pierre comme à l'ordinaire; mais la Pierre refta dans la veffie,
& (comme la malade eut grande raifon
de le croire depuis la douleur qu'elle
y reffentit), la Pierre a toujours augmenté depuis.

Ayant demeuré ainfi long-tems &
défefpérant d'en être jamais délivrée
par aucun autre moyen, elle prit enfin
la réfolution de recourir aux remedes

de Mlle *Stephens* , qui en conséquence furent envoyés, & elle commença à en prendre au commencement du mois d'Octobre dernier , mais étant naturellement d'une constitution foible , & plus affoiblie encore par la maladie,elle ne put en prendre , ni si souvent , ni en aussi grandes doses qu'ils étoient ordonnés : au lieu de trois par jour , elle n'en prenoit que deux , & au lieu de prendre un demi septier de décoction , mesure de bierre , après chaque dose de la poudre , elle n'en prenoit qu'un demi septier,mesure de vin.Quoiqu'il en soit, par la grace de Dieu , dans environ six semaines de tems , elle trouva que la Pierre commençoit à se dissoudre & à sortir,& elle a toujours continué à sortir de tems en tems en morceaux pourris , qui se brisent pour peu qu'on les touche. Quoique je ne puisse pas dire encore que la guérison soit complette , parce que la malade a encore quelques douleurs, quoique fort diminuées , cependant il y a apparence queles remedes la guériront , & qu'ils ont fait tout ce qu'on pouvoit en attendre dans le tems.

En Essex , le premier Février 1738-9.

R. B**** Cler.

E iij

XXI. CAS.

Mlle GARDINER.

IL y a environ onze ans que je fus attaquée de violentes douleurs dans le dos & vers la veſſie, avec difficulté d'uriner, & faiſant des urines ſanguinolentes, au moindre mouvement. A la S. Michel 1734, j'en eus une violente attaque, qui dura juſqu'à Pâques ſuivant, & qui me mit ſi bas que tous mes amis déſeſpererent de ma guériſon & m'abandonnerent pour morte, en effet je ne pouvois ſeulement pas me tourner dans mon lit pendant pluſieurs ſemaines, ſans de vives douleurs. Alors je pris les remedes de Mlle *Stephens*. D'abord j'eus de la peine à les prendre ; mais en ſix jours de tems, ils chaſſerent une Pierre groſſe comme une noiſette, outre une grande quantité de matiere qui ſortoit chaque jour, laquelle étant deſſechée ſembloit être une eſpéce de ſable. En moins d'un mois, je fus en état de ſortir ſans inconvénient, & quelque tems après je quittai les remedes. Au bout d'environ douze mois, j'eus une autre attaque, je recourus aux remedes de Mlle *Stephens*, & après en avoir pris trois ou quatre jours, je rendis trois gros morceaux de Pierre, un chaque jour, lefquels fembloient avoir été féparés les uns des autres ; & je rendis encore un grand nombre d'autres petites Pierres. Je quittai les remedes auffi-tôt après, & j'ai toujours continué depuis à être parfaitement quitte de tous fimptômes de la Pierre; de plus je me porte mieux à préfent à l'âge de 45 ans, que je ne m'étois portée depuis 25 ans.

Le 24 Octobre 1738. Do. GARDINER.

XXII. CAS.

M. REAU.

Yant été tourmenté depuis deux ans d'une ardeur d'urine qui augmentoit toujours, je vins à *Londres* confulter un habile Médecin, qui fur l'expofé que je lui fis de mon mal, crut que c'étoit la gravelle,

& m'ordonna un remede qui me soula=
gea un peu ; mais ma maladie revenant
plus forte qu'auparavant , je confultai
Mlle *Stephens* ; elle m'affura que j'a-
vois une Pierre dans la veffie , & fur
cela je commençai fes remedes le 8
Novembre 1737. Je fouffris beaucoup
les 15 premiers jours , faifant fort peu
d'urine à la fois ; mais à la fin je commençai à jetter de petites écailles blanches femblables à des morceaux de coquille d'œuf , & qui s'écrafoient comme de la chaux. Je continuai à en jetter
de même pendant près de quatre mois,
mon urine étant trouble pendant tout
ce tems-là , & fouvent avec beaucoup
de glaires rougeâtres. Enfin voyant
que ma guérifon fe faifoit lentement ,
je priai M. *Chefelden* de me fonder , il
trouva que j'avois certainement la Pierre, & m'encouragea à continuer les remedes, puifque j'en avois reçu un grand
foulagement. Si-tôt après cet examen ,
je jettai deux petites Pierres brunes ,
& depuis de tems en tems , j'en ai jetté
de blanches affez facilement. Vers la
fin du neuviéme mois , j'en jettai trois
ou quatre plus groffes que les précédentes, & dans le dixiéme mois , une fi

groffe, qu'elle refta deux jours au paffage. Elle eft raboteufe, & environ du volume d'un noyau de Prune. Je la montrai quinze jours après à Mlle. *Stephens*, laquelle me dit qu'elle croyoit que c'étoit le noyau de la Pierre, & que ce pouvoit être une raifon pour difcontinuer le remede : c'étoit à la fin du mois d'Août 1738. Je n'ai point eu de douleur depuis ce tems-là, & j'ai été deux fois à *Londres* en caroffe fans inconvenient.

Le 24. Octobre 1738. R E A U.

Les trois derniers cas ne paroiffent pas propres à être expliqués dans la fuppofition que l'urine auroit acquis la vertu d'engendrer la Pierre, mais ils femblent plutôt permettre qu'on en donne la folution par le contraire. Et en vérité qu'eft-ce qu'un diffolvant réel peut faire de plus que de chaffer des écailles pourries, des fragmens de Pierre, & enfin des Pierres entiéres, foit dans une forme palpable, foit en parties impalpables, dans une urine trouble, & enfin mettre le malade à l'aife ?

XXIII. CAS.

M. LAMPLUGH.

M. *Lamplugh* fut attaqué d'une violente douleur au côté gauche, après une détorse, qu'il se donna en montant à cheval. Il fit de l'urine sanguinolente tout le jour suivant & la nuit : il prit quelques remedes huileux & se trouva mieux. Cependant comme il avoit toujours de petites douleurs dans le dos, il prit les remedes de Mlle. *Stephens*. Dans environ dix jours, il jetta une substance charnuë, longue d'environ un pouce & demi ; ensuite il jetta plusieurs substances molles & rougeatres en petits morceaux. Les remedes incommodoient beaucoup son estomac, & augmentoient ses douleurs ; il les quitta & mourut dans un grand déperissement un mois ou six semaines après. Les Médecins qui suivoient sa maladie, ne savoient quel jugement porter sur la cause de ses douleurs, cependant son corps ne fut point ouvert.

Je tiens cette histoire en partie de
M. *Lamplugh*, lui-même, & en partie
de quelqu'un qui le touche de près.
Je crois fort probable que les remedes firent du mal dans ce cas, au moins
le croyoit-il, aussi bien que ceux
qui étoient auprès de lui. Mais comme on ne sçait point trop dequoi il
s'agissoit, on n'en peut tirer de conséquences certaines, pour prouver en
général une qualité mal-faisante dans
les remédes de Mlle. *Stephens* pour la
Pierre ou la Gravelle : & si l'on suppose que M. *Lamplugh* avoit une Pierre dans le rein, il pouvoit aussi avoir
dans sa constitution quelques particularités capables de lui rendre nuisibles
les remedes donnés suivant la formu-
le, comme il y a des gens, qui ne peuvent point prendre du tout de Quin-
quina, de Mercure, d'Opium, ou qui
n'en peuvent prendre qu'une certaine
dose, ou préparés d'une certaine façon. Et en vérité il est bien déplorable que les remédes de Mlle. *Ste-*
phens ne soient point connus des Médecins, de façon à pouvoir les donner suivant les circonstances de chaque malade.

XXIV. CAS.

M. SKRINE.

Je tiens cette histoire de lui-même le 7. Juin 1737. & je l'ai écrite immédiatement après que je l'eus quitté.

M. *Skrine* avoit été tourmenté de la Pierre, depuis 9 ans, & depuis un an il avoit une difficulté d'uriner, telle qu'il étoit obligé d'introduire tous les jours une sonde de plomb. Il crut avoir senti avec cette sonde deux petites Pierres, qui arrêtoient l'urine au col de la vessie, & une grosse qu'il ne put pas déplacer. Il avoit fort souvent dans son urine une matiére purulente & puante, une grande irritation, douleur & difficulté en urinant, souvent des urines sanguinolentes & des efforts pour aller à la selle. Il prit alors les remedes de Mlle. *Stephens*, constamment pendant cinq mois, & jetta une fort grande quantité de sédimens troubles, avec quelques petites Pierres, qu'il nommoit auſſi des graviers ; il m'a dit qu'il en avoit jetté deux ou trois groſſes comme des pois, & qu'elles étoient toûjours molles, lorſqu'il les rendoit. Il eut quelques douleurs au côté, qu'il attribua au mouvement d'une Pierre, mais il dit qu'il étoit beaucoup mieux que quand il commença les remedes, qu'il pouvoit ſe remuer & qu'il ſentoit peu de mal.

Je fus voir M. *Skrine* le 21. *Septembre* 1737. & alors il m'informa qu'il avoit eu un mois auparavant une violente attaque de ſon mal & difficulté de dormir, avec une grande évacuation de matieres, qu'il en avoit encore eu une autre depuis une ſemaine, mais qu'il étoit mieux pour lors ; il avoit eu auſſi une ébullition de ſang, à quoi il étoit fort ſujet dans cette ſaiſon.

Après cela il continua les remedes juſqu'au commencement de *Decembre* ſuivant, alors il les quitta & mourut environ un mois après, ſa maladie empirant, comme je le crois, également lorſqu'il prit les remedes & après qu'il les eut quittés. Son

corps fut ouvert , & on lui trouva
dans la veſſie quatre Pierres chacune
groſſe environ comme une châtaigne,
une petite Pierre dans le rein droit
& un ulcere dans le rein gauche. La
Pierre du rein ſembloit d'une nature poreuſe & ſpongieuſe ; celles de
la veſſie étoient fort compactes &
avoient quelques éminences blanches
ſur leurs ſurfaces , qui étoient unies
& brunes par tout ailleurs. Une de ces
Pierres fut ſciée , au moyen de quoi la
partie interieure parut être d'une couleur plus foncée que l'exterieure.

Il eſt probable par la matiere ulce-
reuſe & puante que M. *Skrine* rendoit ,
qu'il avoit un ulcere dans le rein gauche
avant de commencer les remedes ; &
quiconque conſiderra tous ces maux
avec leurs cauſes , regardera comme
fort douteux que l'on puiſſe dire avec
juſtice que les remedes lui ayent fait
du mal. D'abord ils avoient ſemblé
le ſoulager , & ce qui eſt arrivé enſuite pourroit être attribué au progrès naturel de la maladie , & particulierement de l'ulcere dans le rein ,
ou peut-être à quelqu'accident ſurve-

hu, comme fiévre &c. au moins en partie. Sçavoir fi les remedes ont augmenté ou diminué les Pierres de la veffie & du rein, on ne fçauroit le connoître par le volume dont elles étoient, lorfqu'on les a tirées, parce qu'on ne peut pas dire de quelle grof-feur elles étoient, quand M. *Skrine* commença : cela ne peut pas être dé-terminé non plus par les autres cir-conftances. Les éminences blanches doivent être ou des incruftations ré-centes par l'urine, capables d'engen-dre la Pierre, ou des parties de la Pierre originale, fort changées, mais point encore détachées par l'urine qui diffoudroit la Pierre, l'un ou l'autre, fuivant ce que les autres circonftan-ces fourniroient pour prouver telle ou telle qualité dans l'urine. Et par les mêmes raifons que les Pierres font quelquefois polies durant leur aug-mentation dans l'urine naturelle, elles peuvent l'être durant leur augmen-tation ou diminution dans l'urine dif-folvante, & l'on peut croire que le der-nier arrive en concevant que les Pierres diminüent par degré de dehors en de-dans, comme elles ont augmenté de dedans en dehors. De même la couleur brune des furfaces, ne conclura pas contre l'une ou l'autre des deux opinions, en fuppofant que les autres cas leur donnent quelque probabilité, parce que dans d'autres cas on a rendu quelquefois, quoique rarement, des Pierres & des morceaux de Pierres brunes. De plus il pourroit fe faire que M. *Skrine* ayant difcontinué les remedes pendant un mois avant fa mort, les Pierres fuffent devenues unies & brunes, parce que l'urine feroit revenuë dans fon état naturel. Enfin on ne peut mieux faire que de renvoyer ce cas comme douteux aux preuves fournies par les autres, fur-tout M. *Skrine* ayant jetté beaucoup de fediment trouble avec des graviers d'une confiftance molle, tels que les autres en ont jetté. Ou fi l'on fuppofe que ces Pierres n'ont augmenté ni diminué, on ne peut point tirer de confequence certaine de ce cas, fans le rapporter à d'autres Pierres de differente nature.

Je me fuis étendu en reflexions fur le cas prefent, parce qu'on la regardé comme un des plus defavantageux

aux

ux remedes , & quoique je fois obligé d'être impartial fur cela, cependant
on doit avoir quelques confiderations
pour les malades , qui prennent actuellement les remedes , dans l'efperance
d'en tirer du foulagement , & je ne
dois pas fouffrir qu'ils foient décou-
ragés ou épouvantés fans raifon ,
en négligeant de mettre les chofes
dans un tel jour qu'on puiffe les ga-
rantir de la peur. Quoi qu'il en foit ,
comme j'ai à prefent expofé au Lecteur
ma facon de raifonner fur les differens
cas, je me bornerai par la fuite à donner
fimplement la relation des faits , &
je le prie à mefure qu'il avancera de
fe determiner entre les deux fuppofi-
tions de l'urine , qui diffout ou qui en-
gendre la Pierre, par les circonftances
de chaque cas, fe reffouvenant de raifonner de ce qui eft clair , à ce qui eft
douteux , & d'en tirer des confequen-
ces qui s'accordent.

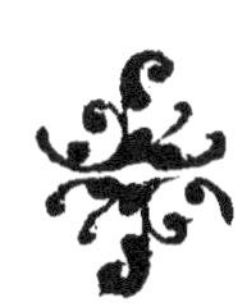

XXV. CAS.

M. MAXWELL.

AYant été tourmenté de la Pierre & de la Gravelle à un tel point que je ne pouvois monter à cheval, ni me promener ni me baisser sans de grandes douleurs, avec tous les mauvais simptomes qui accompagnent ordinairement cette maladie, après que j'eus essayé differentes choses inutilement, mon mal empirant tous les jours, j'eus recours aux remedes de Mlle *Stephens*, & j'en pris pendant environ quatre mois, pendant lequel tems je jettai plusieurs petites Pierres, mais entr'autres une assez grosse pour causer pendant trente-huit heures une supression totale d'urine. Cette Pierre fut enfin chassée par les remedes avec assez peu de douleur. Par sa figure irreguliere, elle paroît avoir été plus grosse.

Outre ces Pierres & Graviers, les remedes entraînoient une grande quantité de substances blanchâtres, qui s'attachoient toujours au fond du pot de chambre. Préfentement je fuis quitte de toutes douleurs & je puis fouffrir le rude trot d'un cheval fans aucun mal. Je n'en ai point trouvé d'ailleurs aucun mauvais effet, foit pendant que je prenois les remedes, foit depuis que je les ai quittés, il y a à préfent fix femaines. C'eft pour rendre juftice à la chofe que je rends ma déclaration publique.

Le 30. Nov. 1738. ROBERT MAXWELL.

XXVI CAS.

M. KELLET.

IL y a environ neuf ans que je commençai à être affligé de la Gravelle & d'un malaife autour des reins. L'année fuivante les Eaux de *Tunbridge* me firent de fi bons effets que je jettai dans une nuit une fort grande quantité de gravier blanc : je le montrai le jour fuivant à feu M. *Craddock* Chirurgien, qui dit qu'il croyoit que c'étoit une Pierre formée, qui avoit été diffoute. Pendant un tems confiderable après je n'eus point de mal, & je ne me trouvai point incommodé juſqu'il y a environ trois ans & demi, que j'avois, toutes les trois ſemaines ou tous les mois, des accès reguliers de colique, avec vomiſſement, ſans rien vuider; j'avois auſſi une chaleur conſtante, & un poids dans le dos, qui allerent toujours en empirant. Je commençai les remedes de Mlle *Stephens* le 16. *Octobre* 1736. & je n'ai eu qu'une attaque depuis, qui fut le douze *Mai* ſuivant, que je fis un peu d'urine ſanguinolente, choſe qui ne m'étoit arrivée qu'une fois auparavant. Je ne ſens plus de douleur dans mon dos, à moins qu'il ne paſſe des vents dans les environs, encore n'eſt-ce que legerement. Mon urine eſt ſouvent chargée d'un ſediment blanc, qui ſe précipite ſur le champ & ſe tourne en craye.

J'ai pris ces remedes avec la plus grande régularité depuis que je les ai commencés; & je trouve en general ma ſanté ſi ameliorée, que je ſuis diſpoſé à les continuer dans l'eſperance d'une guériſon parfaite.

Le 31. *Janvier* 1738.

Le Capitaine Guillaume KELLET.

XXVII. CAS.

M. KETTLE.

M. *Kettle* avoit les fimptomes or-dinaires d'une Pierre dans la vef-fie ; il fut examiné par M. *Chefelden*, qui lui en trouva une réellement. Il prit les remedes pendant environ un an, mais point conftamment ni toujours dans la quantité prefcrite. Voici ce qu'il m'a écrit le 29. *No-vembre* 1738.

» Les remedes de Mlle *Stephens* ne » m'ont point fait de mal , ils ont feu-» lement occafionné une enflure dans » mon corps & dans mes jambes ; de-» puis que je les ai quittés , l'enflure » s'eft diffipée , & je fuis dans le mê-» me état où j'étois auparavant. »

Il auroit été peut-être mieux dans ce cas d'avoir donné les remedes avec moins de liquide ; fi par ce moyen M. *Kettle* eût été en état de les pren-dre regulierement , peut-être en au-roit-il reffenti les mêmes effets que la plûpart des autres. Quoiqu'il en foit, il n'eſt pas certain que la Pierre de ſa veſſie ſoit de la même groſſeur que lorſqu'il commença les remedes, car une Pierre peut conſiderablement augmenter ou diminuer , & cependant continuer decauſer les mêmes douleurs.

XXVIII. CAS.*

M. THOMAS.

M. D. B... M. *Thomas* eut les ſimptomes ordinaires d'une Pierre dans la veſſie , & commença les remedes de Mlle. *Stephens* au mois de *Septembre* dernier à l'âge de 75. ans. Le 8. *Octobre*, il fut ſondé par M. *Havvkins*, qui lui trouva une Pierre dans la veſſie, & qui lui dit qu'il croyoit que cette Pierre étoit groſſe. D'abord que M. *Thomas* eut commencé les remedes, ſes urines dépoſerent un ſediment fort épais, qui ſe convertiſſoit aiſément en une ſubſtance pierreuſe. Il jetta des écailles blanches & molles, du ſable & des glaires que j'ai vus,

* Cette Obſervation ſe trouve dans le Recueil des dix cas donnés d'abord par M.*Hartley*

les douleurs augmenterent & durerent, il perdit l'appetit, la fiévre le prit, & il mourut le 20. *Janvier* 1738. on l'ouvrit, on lui trouva une Pierre. Le Docteur *Shavv* & M. *Havvkins* virent cette Pierre le 30. *Janvier* 1738. & le Docteur *Shavv* chez, lequel j'allai le même soir, m'entretint beaucoup de cette Pierre, & m'en fit le raport suivant.

“ Cette Pierre étoit legere, “ blanche au dehors, recouverte en “ partie d'une écorce cretacée, qui se “ rompoit aisément, & dont les mor- “ ceaux ressembloient tout-à-fait à “ ceux que le malade avoit jettés, ain- “ si qu'il est aisé de le voir en les “ comparant. Une personne indifferente “ à qui on auroit montré cette Pier- “ re, auroit crû qu'on l'eût exposée “ à l'action d'un dissolvant, qui en “ auroit diminué considerablement le “ volume. La partie interieure de la “ Pierre étoit rougeâtre, & quand “ on en vouloit detacher quelque “ chose avec un couteau, elle paroif- “ soit plus dure que l'exterieure; il “ y avoit deux morceaux élevés sur la “ surface de cette Pierre, qui paroif-

» foient avoir moins éprouvé l'effet du
» diffolvant que le refte de la Pierre ; la
» couche exterieure n'étoit point é-
» gale , quelques morceaux qui re-
» couvroient un endroit , paroiffant
» avoir été pris en d'autres.

J'allai voir le lendemain M.
Havvkins & j'apris de lui les circonftances fuivantes touchant la Pierre
de M. *Thomas.*

» M. *Havvkins* a vû une Pierre qui
» pefoit près de deux onces, au rapport
» de Mlle *Thomas.* La furface en étoit
» blanchâtre & couverte en partie d'u-
» ne matiere parfaitement femblable
» aux écailles molles, qui étoient for-
» ties dans les urines de M. *Thomas* ;
» cette matiere étoit très-molle, elle
» fe détachoit très-facilement & s'é-
» crafoit pour peu qu'on y touchât.
» Ces circonftances perfuadoient à
» M. *Havvkins*, ainfi qu'il me le dit,
» que la Pierre avoit été plus groffe
» & que cette matiere. tendre pouvoit
» s'enlever & fe feparer en peu de tems.
» Quand on grattoit avec un couteau
» la partie de la Pierre non couverte de
» cette matiere écailleufe, on apperce-
» voit qu'elle étoit de couleur de rouïl-
» le

» le de fer, & elle paroiſſoit fort dure «

Je crois que perſonne n'a vû la M. M..
prodigieuſe quantité d'écailles molles
& blanches vuidées par M. *Thomas*,
ſitôt qu'il a commencé les remedes,
ſans être immédiatement reduit à ce
dilemme, que les remedes doivent
ou diſſoudre ou engendrer la Pierre
ſûrement : la derniere ſuppoſition eſt
autant difficile à imaginer (ſi elle eſt
eſtimée avoir quelque poids ici) que
la premiere, & dans ce cas auſſi bien
que dans d'autres de même ſorte, il paroît qu'il y a quelques circonſtances
fort contradictoires, par exemple que
la même urine puiſſe d'abord incruſter
la Pierre & enſuite entraîner les propres incruſtations qu'elle a faites en
une ſi prodigieuſe quantité.

XXIX. CAS.

M. WARING.

JE commençai à prendre les remédes de Mlle. *Stephens* le 8
du mois d'Avril dernier, & je
les pris environ deux mois. J'ai jetté

une grande quantité de matiére glaireuſe , qui étant deſſéchée , paroît être une ſubſtance Pierreuſe. J'urine avec bien moins de douleur & plus aiſément que je n'avois fait en aucun tems , depuis deux ou trois ans , & je trouve ma ſanté meilleure à d'autres égards. Le principal inconvenient que j'aye trouvé en prenant ces remédes , eſt la conſtipation, à laquelle je rèmediois aiſément.

Le 28. Août 1738. R. WARING.

XXX. CAS.

M. CLARk.

J'Ai été pluſieurs années fort affligé de la Pierre , ayant de fréquentes & violentes douleurs dans l'aine , mon urine ſouvent arrêtée à me faire faire les hauts cris , & rendant de l'urine ſanguinolénte après avoir été à cheval. Je pris les remedes de Mlle. *Stephens* pendant ſept ou huit ſemaines ; ils opérérent fort lentement tout ce tems-là , & enfin ils chaſſérent une Pierre groſſe comme une groſſe féve, que je garde pour montrer, & j'ai juſqu'à preſent continué d'être quitte de toute incommodité de la Pierre depuis environ deux ans.

Le 11. *Octobre* 1738. GUIL. CLARK.

XXXI. CAS.

M. MADDOCKES.

AU commencement de Septembre 1735. j'eus une violente attaque de Pierre & Gravelle , & depuis ce tems - là juſqu'à la fin du printems dernier , je n'étois pas un mois de ſuite ſans des retours de cette maladie ; mais au moyen de ce que l'on me donna , je jettai différens morceaux de petites Pierres , & quelques-unes auſſi groſſes que l'Amande d'une petite Noiſette ; & quelquefois après m'être promené , ou avoir monté à cheval , je faiſois de l'urine de couleur de Caffé. Me trouvant après deux ans & demi , ſi affligé de

cette miférable maladie, & voyant
que malgré tout ce qu'on me preſcri-
voit, la cauſe en ſubſiſtoit toujours,
je réſolus au mois de Mars dernier
de venir à *Londres* pour voir Mlle.
Stephens; elle me donna le quart
d'une bouteille de ſes poudres, &
quinze boules, avec ſes ordres pour
les prendre. J'en pris à mon retour
à la campagne trois fois par jour,
conformément aux regles qu'elle preſ-
crit ordinairement, & je commençai
le 20 d'Avril dernier. Le 2ᵉ. 3ᵉ. &
4ᵉ. jour que je commençai à en prendre, j'aperçûs que mon urine étoit
bourbeuſe, pleine de glaire, & de
différentes couleurs. Le 5ᵉ. & 6ᵉ. jour,
je rendis cinquante-cinq Pierres, (outre une grande quantité de matiére
ſableuſe) dont quelques-unes étoient,
lorſque je les jettai, auſſi groſſes qu'un
gros Pois applati, & le reſte de la
groſſeur environ de groſſes & de petites têtes d'épingle, & quand j'en ma-
niois quelques-unes des groſſes entre
les doigts, elles s'écraſoient en petits
morceaux, (que j'envoyai à Mlle.
Stephens;) en même tems les petites
me parurent dures. Après que j'eus

rendu ces Pierres , je continuai les remedes tous les jours , comme auparavant ; je ne jettai plus de pierres folides , mais une grande quantité de matiére glaireufe , rougeâtre , fabloneufe , tous les jours pendant fix femaines ou même plus ; alors mon urine commença à être tantôt claire, tantôt bourbeufe : je continuai toujours les remedes jufqu'au milieu de Juillet , que Mlle. *Stephens* me fit dire que je n'avois plus de raifon pour en prendre davantage. Et Dieu merci , je n'ai jamais eu de ma vie meilleur apetit que pendant le tems , & depuis que j'ai pris les remedes ; & je ne me fuis jamais fi bien porté que depuis que je les ai quittés. Je fuis prêt de faire ferment de la vérité de ce que je rapporte.

Le 14 *Décembre* 1738.

ED. MADDOCKES.

J'étois âgé de 38 ans quand j'ai commencé les remedes , & je n'ai reffenti aucun fimptôme de Pierre ou gravelle , depuis que je les ai quittés.

XXXII. CAS.

M· RAVENELL.

J'Ai été depuis plusieurs années, en différens tems, fort tourmenté de douleurs autour de la ceinture, & au col de la veffie, occafionnées par une difficulté d'uriner avec de fréquentes envies, ne pouvant faire que goute à goute & avec douleur, de l'urine fanguinolente; ce qui m'occafionna une enflure, une grande débilité, & m'ôta l'apetit & le repos, en un mot, me privoit de tout plaifir dans cette vie. Après avoir beaucoup dépenfé pour chercher du foulagement depuis plufieurs années fans fuccès, je perdis tout efpoir de jamais guérir, jufqu'à ce qu'étant à bout, M. *Villenau* Chirurgien, croyant que mes attaques étoient occafionnées par la Pierre ou Gravelle, me confeilla de me faire examiner par M. *Chefelden*; comme je ne pouvois aller chez lui, ni fouffrir

le caroſſe, M. *Cheſelden* & M. *Ville-*
nau, vinrent chez moi le 22 ou 23
Mars 1738. M. *Cheſelden* m'ayant
examiné, me trouva une Pierre dans
la veſſie, & me dit qu'il falloit me
tailler, & que le plutôt ne ſeroit que le
mieux. Demandant à M. *Cheſelden* s'il
n'étoit pas poſſible de diſſoudre la
Pierre, il répondit que non, ajoutant
qu'il avoit entendu dire que Mlle.
Stephens avoit un reméde, qu'elle pré-
tendoit avoir cette qualité, qu'il ne
ſçavoit pas ſi cela étoit vrai, mais
qu'il me conſeilloit de l'eſſayer en me
ſouhaitant la réuſſite. Suivant cela,
le 27 Mars 1738, je commençai à
prendre les remedes de Mlle. *Stephens*,
leſquels, pendant les premiers quinze
jours, augmentérent beaucoup mes
douleurs, j'avois de continuelles envies
d'uriner, ſans pouvoir faire que goute
à goute jour & nuit, de l'urine ſanguinolente, avec de plus grandes
douleurs qu'auparavant. La troiſiéme ſemaine, je me ſentis plus à mon
aiſe, je fis des urines ſales & glaireu-
ſes, & quelques graviers rouges. La
quatriéme ſemaine, je pus me promener plus librement, & fus en état d'al-

ler de tems en tems à mes affaires, ne
fentant point de douleurs. Je continuai toujours comme auparavant de
prendre le remede fous la direction de
Mlle. *Stephens*, & vers le 49ᵉ. jour
que je le prenois, j'eus un embarras
tout à coup (fans douleur) dans le
paffage de l'urine, lequel fut levé de
même, & je rendis l'urine librement
& en grande quantité. Je fuppofe que
c'étoit le noyau de la Pierre, qui
étoit chaffé & qui avoit forcé le paffage. Après cela je continuai le remede pendant une femaine, mais mon
urine étoit libre & claire, & je n'avois
plus de douleur, de forte que je ceffai
de les prendre. Alors Mlle. *ſtephens*
defira que je fuffe examiné de nouveau par M. *Chefelden*; pour cela je
fus chez lui en caroffe, afin qu'il me
fondât, ce qu'il fit deux fois dans le
même jour, une fois debout, & une
fois couché fur une table, & protefta
qu'il ne trouvoit point de Pierre; il
déclara qu'il me croyoit certainement
gueri, & qu'il en étoit fort aife. Et
quoique j'aye été mené en caroffe
plufieurs milles fur des pierres & fort
vite, avant & après cet examen, je

n'ai point senti d'incommodité , mais au contraire , j'étois aussi bien que j'aye jamais été de ma vie , ou que je le puisse desirer , & j'ai toujours continué depuis , Dieu merci.

Je dois bien des remercimens à Mlle. *Stephens* , pour le soulagement que j'ai tiré de ses remedes , qui non seulement m'ont délivré d'une longue & cruelle maladie , mais ont encore contribué à ma bonne santé.

Le 15. *Décembre* 1738.

ABRAHAM RAVENELL,

P. S. M. *Cheselden* , desirant que quelques personnes fussent témoins de mon état, vint chez moi le Dimanche suivant au matin , qui étoit le 29 Mai 1738. avec une autre personne , dont je nesçais pas le nom. M. *Cheselden* m'ayant encore examiné , déclara qu'il ne trouvoit point de Pierre ; alors l'autre personne m'examina, & dit qu'il en trouvoit une , sur quoi M. *Cheselden* dit aussi qu'il la trouvoit. Mais je n'ai eu ni peine ni douleur depuis , je puis me promener & aller sur le pavé en carosse sans inconvenient.

XXXIII. CAS.

M. Fortescue.

M. *Fortescue*, n'a pris qu'une boëte des remédes. Quand il commença pendant les deux ou trois premiers jours, il eut des douleurs plus fortes qu'à l'ordinaire ; il eut comme auparavant de fréquentes envies d'uriner ; il urinoit peu & avec de grandes difficultés. Le jour ou les deux jours suivans, il fit plus d'urine avec moins de douleur, & jetta une matiére glaireuse, blanchâtre & comme de la lie ; quelquefois il y avoit une substance graveleuse, en quelque maniére envelopée dans le sédiment : quelques jours & nuits ensuite, il eut plus de peine, il eut de fréquentes envies d'aller à la garderobbe, & jetta grande quantité de sable & gravelle, qui d'abord devenoient durs & sableux, mais restant quelques heures avec de l'urine, devenoient mols: ensuite, c'est-à-dire, environ quinze jours après, M. *Fortescue* eut de grandes douleurs, & jetta deux pierres blanchâtres aussi grosses que des Pois blancs, & d'une forme longue & ronde ; il fut alors assez bien pendant deux ou trois jours. Depuis il a eu de fort grandes & intolérables douleurs, & à plusieurs fois il a jetté neuf pierres à peu près semblables aux premieres, & continue toujours de sentir du mal.

Cette histoire est tirée d'une lettre écrite par un ami, pour demander des remedes, & datée du 30 Janvier 1738-9. Il est dificile de concevoir comment des graviers durs peuvent devenir mols dans l'urine de cette personne, à moins qu'elle n'ait une vertu dissolvante.

* XXXIV. CAS.

M. HOLLAND.

M. *Holland* avoit des douleurs M. D. B... dans les reins & jettoit de pe-

---

* Cette Observation est du nombre des dix qui ont paru en 1738.

tites Pierres depuis 1721. En Août 1734. il eut une attaque très-vive fans rendre de Pierre ; au mois d'Octobre fuivant, il ne put aller ni à cheval ni en carofle, ni même fe promener fans avoir des douleurs confidérables , même fans rendre des urines fanguinolentes ; il avoit de fréquentes envies d'uriner & n'urinoit que très-peu à la fois. Il commença les remedes de Mlle. *Stephens* , le 3 Octobre 1737. Alors les urines parurent blanches & mêlées d'un peu de gravier blanc , femblable à des ratiffures de Craye ; il eut à fouffrir de grandes douleurs pendant le premier mois qu'il commença les remedes. Le 4 Novembre , il fut fondé , & on lui trouva la Pierre. Enfuite il a jetté plufieurs écailles de Pierre , femblables à des coquilles d'œufs , dont quelques-unes étoient blanches d'un côté , & brunes de l'autre. Il y avoit parmi beaucoup de fragmens de Pierre bleues , qui paroiffoient pourries. M. *Holland* étoit au mois de Fevrier 1738. fans douleur , & pouvoit fe promener aifément , il continuoit encore les remedes.

Depuis ce tems-là M. *Holland* vuida
une Pierre entiére aussi g ande, qu'il est
possible qu'il en passe, & devint quitte de toutes ses souffrances, quoiqu'il
fût mené durement sur le pavé dans
un fiacre, avec la plus grande violence. Il fut aussi examiné encore par
M. *Havvkins*, en présence du Docteur *Sandys*, du Docteur *Shavv*,
& de M. *Robert* Apoticaire, alors on
le sonda trois fois différentes, & on
le mit pour cela en différentes postu-
res, mais on ne put trouver de Pierres. Il mourut quelque tems après
d'une fiévre érésipelateuse à la Campagne, mais il fut toujours quitte des
douleurs de la Pierre jusqu'à sa mort.
M. *Freke*, & M. *Havvkins*, furent,
à la priere de Mlle. *Stephens*, pour en
faire l'ouverture, mais il étoit enterré
avant qu'ils arrivassent.

On doit bien regretter que le corps
de M. *Holland* n'ait pas été ouvert,
mais toujours le défaut de cette preuve ne peut infirmer les autres preuves
très-fortes que ce cas presente en faveur des remedes.

XXXV. CAS.

M. MOORE.

J'Etois depuis environ deux ans fort incommodé de la Pierre & de la Gravelle, & j'avois pris plusieurs choses, sans en être soulagé. J'eus recouts à Mlle. *Stephens*, & je pris ses remédes pendant environ trois mois; ils me firent rendre deux Pierres, qui paroissoient avoir été usées par le reméde, je les rendis sans beaucoup de douleur. Quand je commençai le remede, je ne pouvois que difficilement souffrir le mouvement d'une voiture, ni aucun exercice à la promenade, & j'étois, par les douleurs que je ressentois dans le dos & en urinant, réduit au point que je ne pouvois, sans incommodité, me promener dans ma chambre. Après que j'eus jetté ces Pierres, je fus plus à mon aise, & je continuai d'être ainsi pendant plus d'un an. Alors je sentis une petite ardeur d'urine & douleur

en urinant. Je pris de nouveau les remedes pendant environ trois femaines,
ils me mirent à mon aife, & j'ai continué d'y être jufqu'à ce jour.

Le 8. *Décembre* 1738. MOORE.

XXXVI. CAS.

Mlle. ALEXANDER.

Mlle. *Alexander* reconnoit avoir
reçû un grand foulagement par
les remedes de Mlle. *Stephens*. Elle
avoit tous les fimptômes ordinaires
de la Pierre dans les reins & la veffie,
depuis environ un an avant qu'elle en
prît. Pendant ce tems-là, elle ne pouvoit pas fuporter le mouvement du caroffe, à prefent elle voyage fans incommodité & fe porte mieux en tout.
Elle continuë les remedes, & en efpére une guérifon complete.

Le 3 *Fevrier* 1738-9.

XXXVII. CAS.

M. ARMSTRONG.

J'Etois depuis trois ou quatre ans fort incommodé en montant à cheval, en me tenant long-tems debout, ou en buvant un peu plus qu'à l'ordinaire. De tems en tems j'obſervois qu'en urinant, je rendois un peu de ſable, quelquefois blanc, quelquefois rouge, & comme cela ne me cauſa qu'un peu de cuiſſon une ou deux fois en urinant, je n'y pris pas garde juſques environ quinze mois avant de commencer les remedes. Alors j'avois pluſieurs attaques de ſtrangurie, avec efforts pour aller à la garderobe, & grande douleur dans l'urétre & au col de la veſſie, quelquefois retention, plus ſouvent incontinence d'urine; j'en faiſois peu à la fois, elle étoit fort ardente. Dans ces attaques, elle étoit ordinairement pâle, & d'autres fois, elle étoit haute en couleur, lorſque je montois à cheval, ou que je faiſois des mouvemens; elle étoit

ſouvent

souvent de couleur de caffé, & quelquefois sanguinolente. Après que l'urine avoit séjourné un peu dans un bassin,
un sable de couleur rouge s'attachoit
souvent aux côtés, & il en tomboit
au fond. J'ai trouvé quelquefois dans
le fond du pot ou du bassin, après avoir
versé doucement l'urine, un peu de
sable d'un blanc clair, dur & aigu, cependant j'avois rarement de douleur
considerable dans le dos.

Je commençai à prendre les remedes
vers le 10 Octobre dernier, & je les
continuai suivant l'ordonnance de
Mlle. *Stephens*, un peu plus d'un mois.
Vingt-quatre heures après les avoir
pris, mes urines changérent de rouge
foncé qu'elles étoient, en un blanc sale,
elles étoient troubles en les rendant,
& déposoient après être reposées, un
sédiment blanc, ce qui a continué la
plus grande partie du tems que j'ai
pris reguliérement les remedes. Vers
le troisiéme jour, je rendis de petites écailles minces, blanches &
molles, & je continuai d'en rendre,
plus ou moins, presque tous les jours,
pendant dix ou douze jours. Alors
après deux ou trois jours d'intervalle

il fortit des écailles plus groffes &
plus dures qu'auparavant , & vers la
fin du mois, encore de plus groffes &
plus dures, fouvent caves & brunes
d'un côté, rondes & blanches de l'autre. Parmi ces écailles, il vint quelquefois des morceaux d'une efpéce
de craye , quelquefois irréguliers &
quelquefois ronds , de la grandeur
environ d'un petit grain de plomb, qui
la plûpart du tems s'écrafoient aifément. Le Docteur *Afkew* ,de *Nevvca-
ftle* , qui venoit fouvent me voir , a
vû plufieurs de ces morceaux.

J'avois bien pendant ce tems-là
quelque incommodité , mais rarement
de grandes douleurs , excepté une que
j'eus avant & lorfque les plus gros
morceaux fortirent , laquelle douleur
ne fut ni fi longue ni fi forte que celle
que j'avois fouvent endurée avant de
prendre les remedes. Après cela pendant que je les prenois , me trouvant
beaucoup plus à mon aife , je me hazardai de fortir un jour dans la Ville,
il tomboit une pluie froide , &
je fus faifi d'un froid fi violent , que je
fus obligé de difcontinuer les remedes
pendant une femaine. Après m'être

rétabli, je les repris & je les continue
encore, mais avec de grandes intermissions, mes affaires m'obligeant de
monter à cheval & de sortir, ce que
je puis faire à present assez à mon
aise.

J'ai pris deux paquets des remedes,
faisant chacun environ le quart d'une
bouteille des poudres, & vingt boules; j'en ai commandé un troisiéme
pacquet, que je me propose de prendre réguliérement, sentant bien que
ma guérison n'est pas encore complette, & que le noyau ou quelques morceaux considerables de la Pierre y est
encore. Mais le soulagement que j'ai
eu, & le succès de ceux qui en ont
pris, m'encouragent à les continuer,
specialement l'exemple de M. *Bolton*,
qui m'a montré une grande quantité
d'écailles ressemblant aux miennes,
plusieurs morceaux de Pierre, & une
entiére, que les remedes ont fait rendre. Je crois ceci une démonstration
très-claire de leur efficacité. Ils s'accordent assez bien avec ma santé, que
je crois qu'ils ont plutôt rendue meilleure qu'autrement, n'ayant eu depuis
que je les ai pris, aucune rude attaque de

ma maladie, ni autre incommodité, hormis le froid dont j'ai parlé.

ARMSTRONG.

Tiré d'une Lettre du 28 *Janvier*
1738-9.

XXXVIII. CAS.

M. GREENE.

APrès avoir été à cheval, ou m'être promené, je faisois de l'urine sanguinolente, j'avois fort souvent de rudes attaques, mais je n'avois jamais jetté de Pierre avant de prendre les remedes. J'avois souvent des envies d'uriner, sansfaire plus d'une cueillerée d'urine à la fois. A peine pouvois-je me tenir pour uriner dans le Pot, quoique près de moi ; & après que je commençai à prendre les remedes, ils me resserrerent si fort, que je fus trois jours sans aller à la garderobe, & que je fus obligé de prendre un lavement. Environ quinze jours après, j'apperçus que je rendois de petits morceaux de Pierre écrafée, lesquels étoient mols & bruns, mais en les gardant, ils

devenoient blanchâtres. Mes douleurs
étoient toujours au col de la veſſie , &
j'ai toujours continué depuis à être
mieux. Je puis à préſent aller à cheval
au trot & au galop , ſans douleur , &
j'ai de bonnes raiſons pour croire que
je ſuis guéri : c'eſt ce que je déclare
pour rendre juſtice à Mlle. *Stephens* ,
& pour le bien public.

GREENE.

Tiré d'une Lettre datée du 3. *Février*
173 8-9.

XXXIX. CAS.

M. PINNOCK.

OBſervation communiquée par
M. *Towſey* , Apoticaire , & datée du 4. *Février* 1738-9.

M. *Pinnock* eſt d'une vie ſédentaire ,
très-tourmenté d'une violente colique
venteuſe , & fort ſujet à la Pierre dans
les reins , depuis plus de quinze ans ; il
en a jetté grand nombre de differente
figure, couleur & grandeur, une ou deux
deſquelles ſont blanches & dures ; je les

conserve toutes. Dans les cinq derniè-
res années , il a eu les ſimptomes de la
Pierre dans la veſſie , qui ont continuellement augmenté avec des douleurs violentes , malgré toutes ſortes
de remedes , qui lui ont été ordonnés
par de fameux Médecins , juſqu'à ce
que dans l'eſpace de dix-huit mois, une
des Pierres s'étant , ſuivant toute apparence , avancée , lui cauſa une entiere ſuppreſſion d'urine, pendant quelques jours , accompagnée de grandes
douleurs, & au riſque de perdre la vie.
Cependant les ſimptomes diminuerent,
au moyen des remedes convenables, &
la Pierre ſortit en écailles larges, blanches , dures , de la figure à peu près
d'un ongle , & de l'épaiſſeur d'un demi écu ; quelques-unes étoient ſi larges , qu'on étoit obligé de les tirer
avec la pincette. J'ai chez moi toutes
ces écailles , qui font enſemble une
Pierre de la groſſeur d'un œuf de Pi-
geon. Depuis cela ſon état a été ſup-
portable , quoique le plus ſouvent il
ait plus ou moins de douleur ; mais il y
a une autre Pierre dans ſa veſſie , &
étant encouragé à prendre les remedes
de Mlle. *Stephens* , il en commença l'u-

fage vers le commencement de Septembre dernier, & les a conftamment pris depuis ce temps-là, quoiqu'il ne les ait pas toujours pris trois fois le jour, fon eftomac ne pouvant pas les fupporter. Je l'ai fuivi conftamment, & j'ai trouvé que les remedes n'avoient point eu d'effet fur la Pierre, jufqu'aux Fêtes dernieres de Noël, qu'il parut trois ou quatre écailles minces & molles, de couleur grifatre, de la grandeur & de la forme de la moitié de l'ongle du petit doigt; en cinq ou fix jours, nous en trouvâmes davantage de la même forte, mais point de fable, & fon urine étant toujours claire. Il a retiré des remedes cet avantage particulier, qu'il garde fon urine bien mieux qu'auparavant.

XL. CAS.

M. SMITH.

Lettre du 4. *Février* 1738-9.

LA grande quantité des pauvres Malades qui ont été foulagés par les remedes de Mlle *Stephens*, m'ayant engagé à y avoir recours, la même raison me les a fait continuer pendant seize mois. C'eſt un grand malheur pour moi, que nonobſtant que j'ai ponctuellement ſuivi les régles & les remedes qu'elle m'a preſcrits, les mêmes ſimptomes qui précédoient ma régularité à ſes ordres, ont continué durant l'uſage des remedes, & je n'ai trouvé aucun ſoulagement malgré la longueur du temps, & quoique j'aye exécuté ſoigneuſement ſes ordonnances. J'ai toujours de grandes douleurs dans les lombes, un poids & une ſorte de compreſſion au fonds du ventre, une ardeur d'urine, une envie fréquente de faire de l'eau, & ſouvent interrompuë, quelquefois une envie fréquente d'aller à la garderobe; & au moindre exercice inuſité, ſoit en promenant, ſoit en montant à cheval, je ſuis ſujet à faire des urines ſanguinolentes. Quand je commençai les remedes, je jettai pluſieurs choſes, qui reſſembloient à des portions de la ſurface d'une Pierre.

Il paroît auſſi par la Lettre de M. *Smith* à Mlle. *Stephens*, que ſon urine avoit ſouvent un ſédiment épais & blanc, &

ij

il eſt probable que quelques parties de
ce ſédiment pouvoient être la Pierre,
ſous une forme impalpable, s'il réſulte
des autres preuves que l'urine changée
par les remedes a une qualité diſſolvante. Un diſſolvant réel demande differens temps, ſuivant les differens cas,
& on ne peut en fixer les bornes préci-
ſes, ni dire qu'à cauſe qu'un remede n'a
pas diſſout entierement la Pierre dans
un certain tems, il n'a eu aucun effet.

XLI. CAS.

M. SOUTHBY.

Lettre du 3. Février 1738-9.

LOrſque je conſultai le Docteur *Fre-
win* l'Eté dernier, & que je lui eus
dit que je faiſois de l'urine ſanguinolente en allant en Caroſſe, ou montant à
Cheval, il me dit qu'il craignoit que
j'euſſe la Pierre, & me conſeilla de me
faire viſiter. Sur cela je vins à Londres,
où je fus viſité par M. *Bigg*. Il me dit
que j'avois une petite Pierre, ſur quoi

I

je réfolus de prendre le remede, & je le
commençai le 23. Septembre , trois
fois par jour , & en huit ou neuf femaines j'en reçus grand foulagement. Au
commencement il charia une matiere
épaiffe , qui étant féparée de l'urine ,
étoit blanche comme de la crême. Quelques jours après, je rendisde petits morceaux de Pierre de couleur blanchâtre ,
fans beaucoup de peine , excepté en
rendant la derniere ; ce qui étoit , autant que je m'en puis reffouvenir , au
bout de fept femaines, auquel tems une
Pierre affez groffe , en comparaifon des
autres , fortit après être reftée au paffage, jufqu'à ce que j'eus pris ma dro-
gue de l'après-midi. Elle étoit rougeâtre , & je me trouvai tout-à-fait bien ,
car je montois à Cheval & j'allois en
Caroffe fort aifément , & je continuë
de même , mes urines étant de couleur
naturelle.

XLII. CAS.

M. Cheshire.

J'Ai été incommodé de la Pierre pendant environ l'espace de quatre ans, & obligé souvent pour uriner de me faire sonder par M. *Blakeway*, Chirurgien de cette Ville de *Shrevvsbury*, qui ma fait sentir la Pierre à moi-même, aussi-bien qu'à son Fils & son Apprentif, & qui m'a dit souvent qu'il croyoit que j'avois une fort grosse Pierre. Le 24. Octobre 1738. âgé de 73. ans, j'ai commencé les remedes de Mlle. *Stephens*. J'en ai pris régulierement trois fois par jour, ils me rendirent d'abord fort malade, & j'avois beaucoup de peine de les continuer, étant très-incommodé des Hemorroïdes. Le 3 Novembre, mes selles commencerent à être beaucoup plus blanches qu'à l'ordinaire, & en regardant dans mon Pot-de-chambre le sédiment paroissoit d'un blanc foncé & cendré, & en grande quantité. Alors je commençai à prendre courage, & j'eus quelques nuits meilleures que je n'en avois encore eu depuis que j'avois commencé. Vers le 6. il vint une plus grande quantité de fédiment qu'il n'en étoit venu aucun jour auparavant ; vers le 18. il en vint une grande quantité (quoique je n'en rendiffe que peu chaque fois que j'urinois) & je commençai alors à me trouver très-foulagé , ne fentant point au col de la veffie le poids que je fentois. Vers le 18. je fus examiné par M. *Blakeway* , & le 3. Décembre, & il ne me trouva point de Pierre. Je ceffai mes remedes le 27. Novembre ; & au moment que j'écris ceci , je puis uriner auffi-bien que j'ai jamais fait , je dors , & je fais toutes les fonctions vitales auffi-bien que perfonne de mon âge.

XLIII. CAS.*

M. NEAU.

M. *Neau* a eu les simptomes de la M. D. B.. Pierre dans la vessie pendant environ six ans. Il fut sondé si-tôt que ses simptômes parurent, & on lui trouva une Pierre dans la vessie. Il avoit grande douleur & difficulté en urinant, souvent une retention subite, effort pour aller à la selle, & des urines sanguinolentes, pour peu qu'il se remuât. Il commença les remedes de Mlle. *Stephens* vers le 15. de Septembre dernier. Il fut sondé le 27. d'Octobre, & on lui trouva une Pierre dans la vessie. En prenant les remedes, son urine devenoit trouble lorsqu'il la faisoit, il a rendu plusieurs écailles blanches assez molles pour être aisément écrasées, & il a jetté une Pierre de figure irréguliere. M. *Neau* avoit déja fait une gros-

---

* Ce Cas avoit déja paru dans le Recueil des dix Observations publiées d'abord par *M. Hartley.*

I iij

le Pierre & plusieurs écailles avant de prendre les remedes de Mlle. *Stephens*, mais elles étoient toutes brunes & fort dures. Préfentement (Février 1738.) il a peu de douleur, il va fur le pavé en caroffe, fans inconvénient, & continuë l'ufage des remedes.

M. M...　　*Addition*. M. *Neau* prend toujours les remedes, quoiqu'il ne prenne pas les dofes entieres, & qu'il y mette quelques intervales ; il fe promene & va en caroffe fans inconvénient, & il eft mieux en tout, quoiqu'il ne foit pas tout-à-fait guéri.

XLIV. CAS.

M. SIMMONS.

VErs Noël 1735. je commençai à être incommodé d'une difficulté d'uriner, qui augmenta toujours, avec un ulcere, jufqu'à ce que le Printemps dernier, au bout de douze mois, je fus fi mal que je ne fçavois que faire pour me foulager. J'avois befoin d'uriner pendant plufieurs jours , des dix à quatorze fois, par jour ou plus , avec grande douleur , quelquefois ne faifant qu'une demie cueillerée d'urine , quelquefois une cueillerée , & quelquefois quelques gouttes , toujours avec grande douleur.

Cela continua jufqu'en Mai 1737. que je vins à *Londres* pour chercher du foulagement. Le 13. de ce mois, je commençai les remedes de Mlle. *Stephens*. J'y demeurai jufqu'au 17. Juin fuivant , que je retournai chez moi , où je pris fort régulierement les remedes de Mlle. *Stephens* , & je me portai de mieux en mieux chaque jour, jufqu'à ce que je les aye quittés au mois de Janvier dernier , étant alors , Dieu merci, aufli bien que perfonne du monde.

Quand je fus à *Londres* , je ne pouvois aller dans aucune voiture , ni à cheval, mais feulement à pied, & pas à pas , aufli doucement que le pied pouvoit être appuyé. A préfent je peux aller à cheval & en voiture , avec autant d'aifance que j'aye jamais fait. Il eft vrai que je fens de tems en tems quelques douleurs dans le dos ; ce qui m'eft arrivé par fois depuis vingt ans.

J'ai pris les remedes de Mlle. *Stephens*
à deux reprifes depuis le mois de Janvier , une fois pendant environ un
mois , & l'autre pendant environ quinze jours. A préfent je fuis bien , je puis
marcher aifément , & aller à mes affaires , auffi-bien que perfonne.
Le 22. Novembre 1738. SIMMONS.

Il paroît auffi par une Lettre de M.
Simmons que durant l'ufage des remedes , il avoit fouvent l'urine trouble ,
& qu'il a crû deux fois avoir jetté quelque chofe par l'uretre en allant à la garderobe; la premiere fois, il eut une douleur confiderable dans l'uretre pendant
un quart d'heure après; la feconde fois,
il n'en eut point. Il a de même jetté
une petite Pierre ou deux cet Eté dernier , & il me dit au mois de Juin 1737.
qu'il avoit fouvent jetté de petites Pierres , avant de commencer les remedes ,
& qu'il faifoit des urines fanguinolentes au moindre mouvement.

XLV. CAS*.

M. SNAPE.

M. *Snape* sentit, il y a trois ans, de la douleur en urinant, il ne rendoit chaque fois que peu d'urine, à chaque quart d'heure il avoit besoin d'uriner, il avoit en même-tems des épreintes très-vives pour aller à la garderobe, & lorsqu'il avoit fait de l'exercice, ses urines étoient teintes de sang. A la fin de 1735. M. *Snape* prit quelque électuaire léritif, qui lui fit rendre plusieurs petites Pierres cuites, mais il ne se sentit pas soulagé pour cela. Au mois d'Avril 1736. il commença les remedes de Mlle. *Stephens*; pour lors il se sentit soulagé; il rendit des urines fort troubles, il jetta un grand nombre de petites Pierres fort molles, lesquelles paroissoient être des morceaux

M. D. B.

---

* Ce Cas est encore un des dix publiés dans le premier Recueil du Docteur *Hartley*.

de plus groſſes, il continua les remedes un an, & il s'eſt bien porté depuis qu'il les a quittés. Cette obſervation eſt datée de Février 1738.

M. M.,   M. *Snape* continua d'être très-bien juſqu'au Dimanche 25 Décembre 1738.& alors il fut ſaiſi de grand matin de violentes douleurs au dos, de vomiſſement, & d'une ſuppreſſion d'urine. Le Docteur *Shaw*, M. *Havvkins* & moi en eûmes ſoin, il fut ſaigné deux fois, il prit pluſieurs lavemens, on le mit pluſieurs fois la tête en bas pour le ſecoüer, il prit quelques remedes de Mlle. *Stephens* & des *Cantharides*, M. *Havvkins* lui mit la ſonde dans la veſſie, & le tout ſans effet. Les bains chauds avec le mouvement d'un Fiacre furent auſſi propoſés, mais cela ne fut pas exécuté. Il étoit âgé de près de 74. ans, il devint extrêmement foible en peu de tems, & mourut le Vendredi ſuivant, n'ayant pas lâché d'eau pendant tout ce tems-là. Je ne pus avoir la permiſſion de faire ouvrir ſon corps.

Il paroît ici que l'embarras étoit audeſſus de la veſſie, & cependant tou-

tes les premieres souffrances de M. *Snape* étoient dans sa vessie, elles furent toutes entierement dissipées par
les remedes, & ne revinrent point.
Quoiqu'il en soit, il faut observer qu'il
eut toujours un sédiment blanc dans
son urine, quand il cessa les remedes,
& que Mlle. *Stephens* alors lui conseilla
de les prendre quelque tems de plus,
sur cette remarque; ce qu'il avoit aussi
résolu de faire, mais il ne le fit point. Et
il me paroît, si on suppose que ces remedes ont le pouvoir de dissoudre,
qu'une suppression fatale peut difficilement arriver durant leur usage; mais
qu'il n'est point hazardeux de les prendre, quand il y a soupçon de Pierre
dans les reins. Je ne vois pas cependant que l'urine trouble & blanchâtre,
avec un sédiment blanc épais, dans
ceux qui prennent les remedes, soient
des preuves d'une Pierre existante quelque part dans les passages de l'urine.
Mais de ce qui est venu à ma connoissance jusqu'ici, je suis porté à croire
qu'il est probable que certainement ces
urines contiennent plus ou moins de
la Pierre dans une forme impalpable,
lorsque réellement il y en a une.

XLVI. CAS.

M. HILL.

M. *Hill*, dit qu'outre les simptômes ordinaires de la Pierre, il avoit eu pendant quelque tems un ulcere dans la veſſie, qui, (comme il étoit d'ailleurs fort âgé) l'avoit mis fort bas. Il prit les remedes de Mlle. *Stephens* trois mois, mais ne trouvant point qu'ils répondiſſent à ſon attente, il s'en laſſa, & les quitta.

XLVII. CAS.

M. STILES.

M. *Stiles* avoit de grandes douleurs, difficulté & incontinence d'urine; il faiſoit des urines ſanguinolentes au moindre mouvement : il ſentoit une péſanteur à la région de la veſſie. Il prit les remedes de Mlle. *Stephens* pendant environ cinq mois ; alors son urine devint trouble , mais il ne jetta ni Pierre ni morceaux de Pierre. Il devint quitte de ses douleurs, & a continué d'être bien depuis qu'il a quitté les remedes ; c'est-à-dire, depuis plus de six mois. Il avoit jetté plusieurs Pierres avant de les prendre.

Le 7. *Février* 1738-9.

XLVIII. CAS.

M. JOHNSON.

M. *Johnson* avoit eu les simptômes de la Pierre dans la vessie depuis quinze ans. Il commença les remedes de Mlle. *Stephens* au mois de *Mai* 1738. il les a toujours continués depuis, excepté pendant un intervale de trois mois , mais il ne peut pas toujours les prendre dans la quantité ordonnée. Ils l'ont soulagé en quelque chose , mais ses attaques de Pierre sont plus fortes , il n'a jetté ni Pierre , ni morceaux de Pierre, son urine est trouble, lorsqu'il la rend , & elle a enfuite un fédiment blanc.

Le 7. Février 1738-9.

XLIX. CAS.

M. BULL.

M. *Bull* commença, il y a environ trois ans, à être incommodé d'un embarras dans les urines & de douleur au gland , & alors il faifoit des urines fanguinolentes , lorfqu'il fe donnoit un peu plus de mouvement qu'à l'ordinaire. Cela étoit accompagné d'une envie prefque continuelle d'uriner , & avec tant de douleur & de difficulté , qu'il fut réduit à une grande foibleffe. Il n'avoit jamais jetté de Pierre ni de gravelle, avant de prendre les remedes de Mlle. *Stephens*. Il les commença au mois de *Mai* 1737. & les continua affez régulierement pendant quelques mois ; il jetta alors une grande quantité de glaires avec quelques écailles , & fe rétablit fi bien qu'il étoit en état d'aller avec legereté , & l'Eté dernier.

il fit differens voyages à la campagne.
Il n'eſt cependant pas abſolument guéri , car il eſt ſi fort engagé dans des
affaires , qu'il ne peut pas prendre les
remedes conſtamment ; mais quand il
ſent la moindre douleur, il prend quelques priſes de poudres , ce qui ne va
pas quelquefois à plus de deux ou trois
dans une ſemaine , & il en eſt toujours
ſoulagé. Il dit que s'il avoit le tems de
prendre les remedes , comme il le devroit , il eſt ſûr qu'ils le guériroient
parfaitement de la Pierre.

L. C A S.

M. F E N N.

M. *Fenn* a eu une miſerable ſanté
pendant pluſieurs mois, avec des
ſimptômes qui donnoient de legers
ſoupçons d'une Pierre dans la veſſie.
Au commencement de *Septembre* dernier , il fut examiné par M. *Cheſelden*,
qui lui dit avoir trouvé une Pierre
dans la veſſie , mais vû ſon grand àge,
qui eſt de près de ſoixante & dix ans ,

& eu égard à fa mauvaife fanté d'ailleurs, il ne lui confeilla pas de fe faire tailler. Il commença alors les remedes de Mlle. *Stephens*, & quoiqu'il ne
puiffe pas en prendre chaque jour autant
qu'il eft ordonné, cependant il fe trouve beaucoup mieux à tous égards.

L I. C A S.

M. BARNET.

M. *Barnet* étoit incommodé de
douleur exceffive dans le dos,
d'embarras dans les urines, & d'une enflure du ventre. Il continua d'être fort
malade, & devint prefque incapable
de fuivre fes affaires pendant un an.
Il étoit fouvent attaqué de douleurs
violentes, & d'enflure pendant une
quinzaine de jours de fuite. Il commença à prendre la poudre de Mlle.
Stephens, il y a environ fept ans; il en
prit quelquefois deux fois & quelquefois trois fois par jour, avec quelques intervales, pendant environ dix
mois, & pendant ce tems-là, il jetta
un

un grand nombre de petites Pierres, entr'autres, une blanchâtre affez groffe & oblongue, & il a été parfaitement quitte de tous maux de cette efpéce depuis ce tems-là.

L I I.   C A S.

M. WINDSOR.

Depuis le mois d'Août 1736. j'ai fait des urines fanguinolentes lorfque j'allois à cheval, au trot ou en caroffe fur le pavé, ou que je faifois de longues promenades. J'ai été fort affligé de la ftrangurie & de douleurs violentes en urinant, & j'ai eu les autres fimptômes ordinaires de la Pierre dans la veffie. Au mois de Juillet 1737. je fus fondé deux fois par un Chirurgien, qui la premiére fois fentit Gravelle ou Pierre, mais ne put pas dire pofitivement lequel des deux. A la feconde recherche, il ne put rien apercevoir, & enfin évita de donner aucune décifion. Au mois de Janvier 1737-8. je rendis deux Pierres au

même inftant , fans beaucoup de douleurs , l'une fort dure , un peu jauna-
tre , avec cinq côtés plats , l'autre ronde avec une envelope blanche , & pas
fi dure , l'une & l'autre de la groffeur
d'une groffe féve ; mais mes douleurs
n'étoient point diminuées par la fortie de ces Pierres. Le 14. *Mai* 1738.
je fus encore examiné par le doigt
dans l'anus , & on trouva deux Pierres,
dont la plus groffe étoit environ comme une noifette. Ayant bû de l'eau de
miel & des émulfions d'amandes tous
les jours, depuis environ un an, & ayant
reçu un peu d'adouciffement pour les
douleurs de la ftrangurie, je commençai
ce jour-là même, à prendre les remédes
de Mlle. *Stephens* , je les ai continués
réguliérement pendant fix femaines ,
& alors je fus à la Campagne. Quand
j'étois dans la Ville & quand j'ai fuivi exactement les ordres de Mlle.
Stephens , j'ai été beaucoup plus foulagé que je n'étois avant que de les
commencer : mais fi-tôt après que je
fus arrivé ici , mon corps & mes jambes s'enflérent , j'avois des affoupiffe-
mens & j'étois incommodé d'ailleurs ,
ce qui m'engagea à quitter les reme-

des pour un tems, & je n'ai pas été ſi régulier à les prendre. Cependant ayant depuis peu jetté quelques morceaux d'écailles blanches de Pierre, & ma ſanté en général étant meilleure, je ſuis réſolu à ſuivre les remedes dans l'eſpérance de guérir.

Le 4. Février 1738-9. D. WINDSOR.

LIII. CAS.

M. BROMLEY.

M. *Bromley* commença il y a environ quinze ans, étant pour lors âgé de 45 ans, de ſentir les ſimptômes de la Pierre dans les reins & dans la veſſie, ſçavoir, violentes douleurs dans le dos, fréquentes rétentions d'urine, douleur au gland, & urines ſanglantes au moindre mouvement. Dans le cours de quelques années, il a jetté un grand nombre de petites Pierres de la groſſeur environ de l'ivroye. En l'année 1730. il prit la poudre de Mlle. *Stephens* deux fois par jour, pendant environ ſix mois, dans tout ce tems-là il ne jetta point de Pierres; mais son urine avoit toujours un sédiment blanc. Quand il eut pris le remede si long - tems , sans trouver que le succès répondît à son attente , il le quitta entiérement , & environ deux mois après , c'est-à-dire , en Mars 1730. il fut taillé dans l'Hôpital de *Saint Thomas* par M. *Cheselden* , qui lui tira une Pierre , pesant environ une once & demie, plate, rude & grainuë à la surface. Il se porta bien environ quatre ans & demi , ensuite il commença à ressentir les mêmes simptômes de la Pierre , & au mois de Mai 1738. il fut taillé une seconde fois à l'Infirmerie de *Westminster* , par M. *Cheselden* , qui lui tira une Pierre pesant une once.

LIV. CAS.

M. WHITAKER.

DEpuis quelques années , j'ai jetté une Pierre longue d'un demi pouce, de la grosseur d'une pipe de Tabac , d'une couleur mélangée de blanc & brun & toute ufée ; après cela je me portai bien pendant quelque tems. Environ cinq ans avant de prendre les poudres de Mlle. *Stephens* , je ne pouvois monter à cheval ni me promener fans beaucoup de douleur , j'avois fort fouvent des envies d'uriner & des douleurs dans les membres ; je n'ai jetté ni Pierre ni Gravelle en prenant les poudres de Mlle. *Stephens* ; mais j'ai obfervé que mon urine , qui auparavant avoit coutume d'être claire, étoit blanche & trouble. Je me trouve très-foulagé quand mon urine eft trouble. La poudre n'a pas encore eu fur moi tout l'effet defiré , j'ai quelquefois pendant trois ou quatre jours de très-vives attaques avec de continuelles envies d'uriner , & d'aller tout auffi fouvent à la Garderobe, ce qui eft pour moi le plus grand de ces deux maux.

Le 6. *Février* 1738-9. J. WHITAKER.

Il continuë les poudres.

L V. C A S.

M. SHIPPEN.

DEpuis environ deux ans, pour peu que je fiſſe de mouvemens, ſoit à pied, ſoit à cheval, quoique toujours aſſez doucement, je rendois des urines ſanguinolentes, avec un peu de douleur. J'eus recours à pluſieurs fameux Médecins & Chirurgiens, qui dans une conſultation furent tous d'avis que j'avois une Pierre dans le rein. Ils m'ordonnérent quelques remedes émolliens & onctueux, que je pris pendant ſix mois ſans ſoulagement. Sur cela je commençai les remedes de Mlle. *Stephens*, le 27 Avril 1737. Les premiers quinze jours, ils augmentérent ma douleur, effet qu'elle m'avoit informé que ſes remedes avoient ordinairement ſur ſes malades, mais enſuite ils ne me firent plus de douleur, quoique je les priſſe conſtamment ſuivant ſes conſeils, juſqu'au milieu de Janvier ſuivant. Depuis-ce tems-là, j'ai toujours été fort à l'aife ; je puis aller en caroffe dans les rues de *Londres* & aller à cheval , même au trot, fans inconvenient , & je n'ai point eu de retour de mon mal.

Le 2. Octobre 1738.
Le Docteur ROBERT SHIPPEN.

Dans une lettre datée du 5. Février 1738-9. M. *Shippen* dit qu'il avoit eu depuis peu une difficulté d'uriner pendant la nuit , mais point de douleur, qu'il a dans fon urine beaucoup de fédimens rouges ou mucofité , & qu'il jette une grande quantité de gravier rouge plus gros que des têtes d'épingle , quand il fe donne quelques mouvemens.

LVI. CAS.

M. MAITLAND.

Lettre à Mademoifelle Stephens *du* 5. *Février* 1738-9.

MAdemoifelle , le 4e. jour que j'eus commencé à prendre vos remedes, j'eus une retention d'urine vers onze heures du matin, laquelle continua environ quatre heures, après quoi l'urine força le paffage, & chaffa une grande quantité de fable. Cependant je continuai les remedes, mais le jour fuivant, le même accident, qui eut également les mêmes fuites. Le lendemain, j'eus pendant quinze heures une fupreffion totale d'urine, qui me caufa les plus cruels tourmens & occafionna la fiévre. J'en fus délivré, Dieu merci, par les foins de nos Chirurgiens. Le col de la veffie étoit abfolument engorgé de fable formé en croutes, qui me caufa une telle inflammation, qu'on ne put introduire la fonde ; cependant les boüillons chauds, un lavement de Thérebentine & les boiffons convenables me foulagérent tout-à-fait, & je n'ai à prefent aucun fimptôme, qui doive m'engager à prendre les remédes : j'urine aifément, & je crois que je n'ai point la Pierre, mais que je pouvois l'avoir quand je me fuis livré aux remédes. Je fuis donc réfolu de les quitter, jufqu'à ce que j'y voie plus clair, quoique j'aie fouvent une grande quantité

de

de gravier rouge , qui fort aifément ;
mais je n'ai eu de ma vie aucune attaque de Pierre ni autres fimptômes ,
que ceux dont je vous ai d'abord informé , fçavoir une fréquente envie
d'uriner avec chaleur au paffage , que
je fuppofe prefentement que l'on devoit attribuer à l'infcrutation faite par
le fable , laquelle eft à prefent diffipee,
Dieu merci.

Je fuis &c.

Je ferois bien aife d'avoir votre
avis fur cette affaire.

LVII. CAS.

M. DENNISON.

M. *Dennifon* , étoit affligé de la
Gravelle depuis 18 mois avant
de prendre les remedes de Mlle *Ste-*
phens , & dans ce tems-là , s'il faifoit
quelque exercice à cheval ou à la promenade, il rendoit de l'urine prefque de
la couleur du caffé. En prenant les remédes , ces fimptômes cefférent en

trois mois de tems, & il commença à
recouvrer sa santé. Il a pris les remedes constamment pendant dix mois,
jusques à Noël dernier, durant
lequel tems, il a eu quelques attaques assez fortes qui l'ont tenu au lit un
jour ou deux, mais il rendoit quelques
graviers, & se portoit mieux. Ce gravier étoit quelquefois rouge, dur &
aussi gros qu'un grain de bled ; quelquefois rouge & fin comme du sable.
Il a toujours quelques petites douleurs
& une sorte de plénitude dans les
reins.

Ce détail est tiré d'une lettre dattée du 5. *Février* 1738-9.

Par une autre lettre, il paroît que M.
Dennison a jetté un gravier rouge avant
de prendre les remedes, & il ne dit
pas qu'il ait jetté aucune chose semblable pendant l'usage des remedes, excepté une fois quelques glaires mêlées de
gravier.

L V I I I. C A S.

M. SELBY.

MOi *Georges Selby*, Laboureur âgé de soixante - dix ans, ai été affligé, il a plus de trois ans, de la Pierre qui me priva entiérement du revenu de mon labour , ne pouvant point aller , étant la plûpart du tems dans une telle misere que j'ai souvent souhaité que mes amis missent fin à ma vie, plutôt que de la passer dans de tels tourmens. Mais entendant parler des remedes de Mlle. *Stephens* , je demandai à un de mes amis de m'en procurer; j'en ai pris environ vingt semaines , suivant le conseil de Mademoiselle *Stephens* , & par la grace de Dieu , ils m'ont soulagé & rendu mes forces , au point que je suis en état de battre en grange & de faire le reste de mes affaires aussi bien qu'aucun homme de mon âge. En foi dequoi j'ai signé.

Le 4 Février 1738-9. G. SELBY.

M. *Pitt*, qui envoye ce Certificat, ajoute que M. *Selby* avant de prendre les remedes, avoit souvent jetté de petites Pierres fort dures, mais que depuis, il a jetté de petites Pierres & des écailles de Pierre qui se convertissent en une espéce de terre brune, aussi-tôt qu'elles sont pressées entre les doigts ; qu'il a eu aussi dans son urine beaucoup de sédiment de couleur blanche, & une substance mêlée de gravier; mais qu'à present il en a fort peu, & qu'il urine librement, de sorte qu'il ne prend plus le remede qu'une fois le jour, & quelquefois une fois en deux jours.

LIX. CAS.

Mlle. POYNTZ.

Mlle. *Poyntz* étoit affligée de la Pierre des reins depuis plusieurs années, & réduite dans un très-mauvais état, elle étoit même obligée de prendre des opiates en si grande quantité qu'elles nuifoient à fa fanté. Les remedes de Mlle. *Stephens* ont diffipé fes douleurs , & elle eft à prefent en très-bonne fanté d'ailleurs.

L X. C A S.

Mlle. F R O W L I N.

Mlle. *Frowvlin* , a pris les remedes de Mlle. *Stephens* & en a reçu un grand foulagement pour la Pierre des reins.

L X I. C A S.

M. S C A T E.

M. *Scate* a été incommodé de la Pierre plufieurs années ; il y a environ deux ans qu'il prit les remedes de Mlle. *Stephens* , pendant huit femaines , il a jetté beaucoup de petites Pierres & quelques écailles , mais il continue d'avoir les mêmes fimptômes qu'auparavant.

L iij

LXII. CAS.

M. DRAPER.

M. *Draper* commença, il y a environ quatre ans, à être incommodé après avoir fait de l'eau , de douleurs dans le dos , dans les cuisses & les gras de jambes , accompagnés d'inquiétudes, & il avoit coutume de jetter une grande quantité de gravier rouge. Il commença les remedes de Mlle. *Stephens* au mois de *Mai* 1735. il les prit réguliérement trois fois par jour pendant un an entier.

Pendant tout ce tems-là , il ne jetta point de gravier rouge , mais son urine avoit toujours un sédiment épais & blanchâtre. Si-tôt qu'il eut quitte les remedes, il ressentit les mêmes simptômes qu'avant de les commencer.

LXIII. CAS.

Mlle. JEFKINS.

Mlle. *Jefkins* commença au mois de *Juillet* 1736. d'être incommodée de douleurs violentes dans le dos, dans le corps, & dans les cuisses avec de fréquentes rétentions d'urine, & étant en général d'une mauvaise santé. Elle fut par les douleurs extrêmes & la perte d'apetit réduite à un état si pitoyable, qu'elle ne pouvoit seulement pas se promener dans sa chambre. Elle commença les remedes au mois d'*Avril* 1737. & dans quinze jours de tems, elle trouva son apetit considérablement meilleur, & si-tôt après ses forces augmentérent fort vite. Elle continua les remedes constamment pendant quinze mois, son urine déposant pendant tout ce tems-là un sédiment épais, qui se changeoit en une substance terreuse, de couleur tirant sur le brun. Elle est à present parfaitement bien, excepté quel-

ques legeres douleurs dans le dos,
quand elle se promene long-tems, ou
qu'elle fait quelque exercice violent,
& quand elle sent la moindre incommodité, elle est sûre d'être soulagée
dans l'instant, en prenant deux ou trois
doses des remedes.

LXIV. CAS.

M. BROTHERTON.

M. *Brotherton* a eu des douleurs &
des embarras en urinant depuis
plus de quatre ans, rendant de la gravelle & des Pierres. Il a pris les remedes de Mlle. *Stephens* pendant six semaines, il a jetté des écailles molles,
blanches, & de petits morceaux de
Pierre, & il a été soulagé.

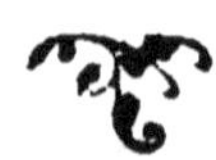

LXV. CAS.

M. ROBERTS.

IL y a plus de vingt ans que j'avois coûtume d'être souvent incommodé de douleurs insupportables dans le rein gauche. Je continuai d'être dans cet état pendant dix ans ; ces douleurs duroient quelquefois dix ou douze heures , & quand elles cessoient , elles étoient ordinairement suivies d'une Pierre assez grosse , rougeâtre & semblable à du gravier congelé. Quelque tems après que ces violens accès m'eurent quitté , (il y a à présent neuf ou dix ans) je ressentis les maux que j'ai à présent , qui me paroissent être principalement dans la vessie & m'incommoder , sur-tout quand j'urine ; ce sont des morceaux de Pierre dure , qui pressent vers le dehors & bouchent le passage , j'ai souvent rendu , avec grandes douleurs , des morceaux de différente forme , quelques-uns minces & angulaires , semblables à des écailles de noix rompuës, & quelques-uns plus gros & de différentes figures ; quand ils se présentent par un bout, alors ils sortent plus aisément.

Je ressens toujours quelques douleurs dans le rein, mais pas si violentes qu'autrefois. J'ajouterai que dans les dernieres années, lorsque je faisois quelques mouvemens, soit à pied, soit à cheval, mon urine a toujours été sanguinolente ; ce que je crois être occasionné par le mouvement de ces morceaux durs, qui doivent nécessairement déchirer mes vaisseaux. Depuis que je prends les remedes de Mlle. *Stephens*, j'avouë que je suis beaucoup mieux ; que je ne suis pas si sujet à faire des urines sanguinolentes ; que je ne soufre pas tant en urinant, & que je puis retenir mon urine plus long-tems : mais j'ai rendu fort peu de morceaux, & je n'en ai rendu que de petits. Quelques-uns en les touchant tombent en poudre ; d'autres conservent leur dureté. Quoique je ne puisse pas dire que je sois absolument guéri, je suis beaucoup mieux, Dieu merci, & si je continuë ainsi, je me tiendrai fort heureux, doutant fort que je puisse esperer d'être

plus foulagé , à caufe de mon âge , qui
eft de 69. ans. J'ai quelquefois la goute
aux extrêmités , mais je n'en ai pas eu
une attaque depuis que j'ai commencé
les remedes , il y a environ quatre
mois. J'obferve toujours de les prendre , ils font plûtôt purgatifs qu'autrement. Depuis que j'ai fait venir la derniere provifion, je n'en ai pris que deux
dofes par jour.

Le 7. *Février* 1738-9. Th. ROBERTS.

LXVI. CAS.

M. WYNNE le Fils.

Lettre de M. Wynne le Pere , *Ecuyer,*
datée du 16. *Janvier* 1738-9.

MOnfieur , on a publié depuis peu
un avertiffement, par lequel on demande un détail jufte & fans partialité
du bien & du mal procuré par les remedes de Mlle. *Stephens* , c'eft pourquoi
animé par un principe de juftice , &
pour la confervation du genre humain,

Je certifie pour mon fils , âgé de 16.

ans , que depuis un tems confiderable il a fouffert des douleurs dans les voyes urinaires, qu'il avoit des envies foudaines & fréquentes d'uriner , qu'il faifoit peu d'urine à la fois & avec de grandes douleurs, embarras & picotemens au bout de la verge , que fes maux étoient quelquefois accompagnés dé tenefme , qu'il avoit entierement perdu l'appetit & le fommeil , & qu'il étoit depuis long-tems affligé de fréquens & de violens maux de tête , qu'enfin il étoit réduit à une très-grande foiblefle, qu'il étoit devenu maigre, langoureux & fans vivacité , ne pouvant s'appuyer que fur le bout des pieds , & fe baiffant avec difficulté.

Dans une telle perplexité , je fus confeillé par un ami d'avoir recours aux Docteurs *Hulfe*, *Shavv* & *Perrot-Williams* ; ils furent d'opinion que fes maux venoient d'une Pierre dans la veffie.

Ces Meffieurs confeillerent la fonde , mais ayant de l'averfion pour une opération incertaine & douloureufe, j'aimai mieux effayer les remedes de Mlle. *Stephens* , qui parurent abfolument oppofés à ceux des *Charlatans* ,

Mlle. *Stephens* paroissant vouloir découvrir son secret , même gratis , si on n'en retiroit point le succès proposé , & par conséquent abandonner son gain. Mon fils commença ses remedes le 24. *Mai* dernier. Dans leur usage il recouvrit très-vîte son appetit & son sommeil , ses entrailles devinrent libres & rétablies , ses violens maux de tête furent dissipés , on remarqua en peu de tems qu'il marchoit ferme & avec force , & il est à présent, Dieu merci , plus vivant & plus frais que nous ne nous souvenions jamais de l'avoir vû auparavant.

Pour détailler davantage le progrès du remede de Mlle. *Stephens*, mon fils, lorsqu'il en commença l'usage, jettoit de petits sables luisans en petite quantité , comme aussi quelques matieres ou substances blanches & rouges , semblables à du plâtre , ce qui n'a pas souvent été repeté , & ce qui n'est point arrivé du tout depuis les remedes ; mais son urine a toujours eu un sédiment (qui ne paroissoit pas, quand il étoit dans le pot, différent de ce qu'il étoit avant que le remede fût commencé) ; à présent quand on filtre ce sédiment, & qu'il est

fec, il eſt blanchâtre, quelquefois graveleux, quelquefois moins graveleux,
fort ſemblable à une poudre ou à
une pâte qu'on auroit ſéchée ou écra-
ſée, & faiſant une marque blanche,
comme la craye. Les douleurs que
mon fils avoit avant d'uriner, en
urinant, & après avoir uriné, ſont
ſi fort diminuées, que je puis dire
à préſent qu'elles ſont pour la plûpart
diſſipées, & cela par degré ; les plus
violentes ceſſerent en peu de jours ;
après cela il commença à uriner plus aiſément dans le jour, excepté le matin,
la premiere urine qu'il faiſoit, en s'éveil-
lant lui faiſant encore du mal ; à préſent cela n'arrive pas tous les jours.

Je dois avoüer que ſon urine continuë toujours d'être chargée, après
avoir reſté un peu dans le pot, & tant
que ce ſimptôme durera avec quelque
douleur en faiſant de l'eau, je ne le
croirai pas abſolument guéri, quoique d'ailleurs il ſoit en auſſi bonne ſanté qu'un enfant puiſſe le paroître :
j'ai de grandes eſpérances de ſon parfait rétabliſſement, la maladie ayant
diminué par degré ; & comme ſes
maux étoient différens, & que ſon état

étoit fâcheux au commencement , je suis abſolument perſuadé que ce remede eſt ſalutaire & ſûr en général ; ce que le tems a confirmé , car il il n'en eſt point arrivé d'inconvénient , mon fils n'a point du tout été malade en les prenant , ce qui , avec la longueur du tems , m'a donné même quelques inquiétudes , & porté à douter que ſon cas eût été la Pierre. Car je trouve qu'il a été guéri en moins de tems que ceux qui prennent le remede, leſquels ſont preſque tous malades au commencement. Cela me confirme dans l'opinion que la différence vient de la nature & de la figure de la Pierre, & comme l'on ſuppoſe la ſienne polie, le remede pourroit bien operer ſans faire aucun mal dans le commencement.

Je ſuis , &c.

R. WINNE.

LXVII. CAS.

MILADY BLOMBERG.

Milady *Blomberg* a été incommodée de la Pierre depuis quelques années, elle a pris les remedes de Mlle. *Stephens* depuis environ un an, & continuë encore de les prendre ; mais son eſtomac ne peut point toujours les ſupporter dans les doſes preſcrites, quelquefois même elle ne les peut pas ſupporter du tout. Elle eſt plus tourmentée de ſes maux que quand elle a commencé.

LXVIII. CAS.

Mlle. WILLIAMS.

MAdemoiſelle *Williams* eut une violente douleur dans le dos qui dura douze jours entiers. Elle commença alors les pillules de Mlle. *Stephens*, & au bout de trois jours, elle jetta avec ſon urine une grande quantité de gravier rouge, & de ſédiment blanc. Elle n'a pris les pillules que trois ſemaines, & elle ne ſent plus de mal.

LXIX.

LXIX. CAS.

M. SMITH.

M.*Smith* étoit incommo dé dedou-
leurs dans le dos, & de difficulté
d'uriner depuis quelques mois , il avoit
jetté une grande quantité de gravier
rouge , & une petite Pierre ; il prit les
remedes de Mlle. *Stephens* environ huit
femaines. Pendant tout ce tems-là, fon
urine avoit un fédiment trouble & péfant, il les a quittés il y a environ deux
ans, & s'eft toujours bien porté depuis.

LXX. CAS.

M. HARRIS.

M.*Harris* a été incommodé de douleurs dans le dos, & de fréquentes retentions d'urine depuis environ
huit ans. Il avoit coûtume de jetter de
petites Pierres , & après de violens

M

mouvemens, de faire des urines fanglantes. Il commença les remedes de Mlle. *Stephens* en *Septembre* 1736. & les a continués près d'un an, durant lequel tems il n'a point jetté de Pierre, mais un grand nombre d'écailles, & une grande quantité de fédiment épais & péfant. Six femaines après qu'il les eut quittés, il jetta de petites Pierres comme auparavant.

LXXI. CAS.

M. LONDON.

M. *London* âgé de 77. ans a été incommodé de douleurs dans le dos, & de retention d'urine depuis environ trois ans ; les trois derniers mois avant qu'il commençât les remedes de Mlle. *Stephens*, il faifoit conftamment des urines fanguinolentes, & jettoit fouvent une grande quantité de glaires noirâtres & gluantes. Il commença les remedes de Mlle. *Stephens* à la fin du mois de *Mai* dernier. Il s'en accommode fort bien, & en moins de quinze jours son urine n'eut plus ni sang ni glaires, mais elle avoit un sédiment épais & pésant. Il continuë les remedes, il se trouve parfaitement bien, n'ayant ni douleur ni retention, & peut aller six ou sept milles sans inconvénient.

LXXII. CAS.

Mlle. BECK.

Ademoiselle *Beck* étoit depuis environ quatre ans toujours tourmentée de violentes douleurs dans le dos & dans le ventre; elle prit les remedes de Mlle. *Stephens* il y a quatre mois. Elle a jetté une grande quantité de gravier, & s'est bien portée.

LXXIII. CAS..

Mlle. FLETCHER.

Ademoiselle *Fletcher* étoit incommodée de douleurs dans le

dos. Elle prit les remedes de Mlle. *Stephens* environ huit femaines ; elle a jetté quelques graviers & du fédiment épais dans fes urines , & s'eft bien portée.

LXXIV. CAS.

M. SALISBURY.

M. *Salifbury* étoit incommodé de douleurs dans le dos, & de retentions d'urine depuis fept ou huit ans. Il y a environ deux ans qu'il prit les remedes de Mlle. *Stephens* pendant fix femaines , il jetta une grande quantité de petites Pierres , & beaucoup de fédiment trouble & péfant, & s'eft bien porté.

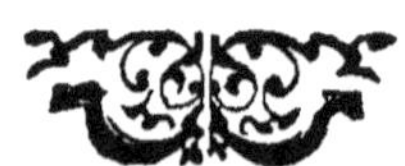

LXXV. CAS.

M. WRENCH.

M. *Wrench* commença à fentir dans l'Eté de 1736. une grande incontinence d'urine, qui lui continua jufqu'à l'Automne fuivant ; faifant alors un voyage, il fentit un embarras dans fa veffie, & fit des urines fanguinolentes. Il jetta une Pierre unie, platte & groffe comme un gros pois ; après cela il en jetta à différens tems environ trente, d'un volume plus petit. Il commença les remedes de Mlle. *Stephens* au mois d'*Août* 1737. ils augmenterent beaucoup fes douleurs, & lui cauferent même la fiévre deux ou trois fois. L'urine qu'il rendoit, avoit la couleur de craye, & beaucoup de fédiment. Il eut de tems en tems une fuppreffion totale, & ne retirant point du remede le fuccès défiré, il le quitta, après en avoir pris environ trois mois. Il fut examiné avec la fonde & avec le doigt dans l'anus, avant de prendre les reme-

des , & on ne lui trouva point de Pierre , le col de la veſſie étoit dur & gonflé. Il fut encore examiné avec la ſonde, après qu'il eut pris les remedes , &
on ne lui trouva pas non-plus de Pierre.

L X X V I. C A S*.

M. B O L T O N.

M. *Bolton ,* âgé de 50. ans, (*a*) ſe
ſentit tourmenté de la Pierre en
1720. en jetta pluſieurs en différentes
fois , & faiſoit , après avoir été à cheval , des urines qui reſſembloient à du
Caffé. En 1735. il ſe trouva bien plus
mal , ne put plus aller à cheval ni en

---

* Cette Obſervation avoit déja été imprimée dans le premier Recueil de **M.** *Hartley*
en 1738.
(*a*) On a jugé à propos de donner ce Cas
par extrait , parce que la traduction exacte &
litterale auroit pû fatiguer le Lecteur & l'empêcher d'en voir du premier coup d'œil les
conſequences. Du reſte on n'a rien omis d'eſ-
ſentiel , & toutes les circonſtances ſont rapportées avec une attention ſcrupuleuſe.

caroffe , n'urinoit qu'avec peine & à plufieurs reprifes. Les remedes qu'il avoit pris jufqu'alors, avoient augmenté fa douleur , & il s'en tenoit à des palliatifs ordinaires , fe propofant d'aller à *Londres* pour fe faire tailler. Arrivé à *Londres* , fes amis le diffuaderent de l'opération, qui pouvoit lui être funefte , étant âgé de 68. ans , & lui confeillerent les remedes de Mlle. *Stephens* , dont il avoit déja entendu parler. Le 18. Juillet 1737. il les commença à trois prifes par jour , & jufqu'à quatre pendant quelque tems.

M. *Bolton* donne un Journal de l'effet de ce remede depuis le 18. *Juillet* jufqu'au 28. *Novembre* , fuivant lequel, depuis le 20. *Juillet* jufqu'au 14. *Août*, il reffentit beaucoup de douleurs, fes urines étoient plus ou moins claires , & les remedes paroiffoient avoir peu d'effet. Depuis le 14. *Août* jufqu'au 23. *Septembre,* fes urines avoient beaucoup de fédiment , fes douleurs étoient plus ou moins vives , & quelquefois très-violentes. Le 23. *Septembre*, M. *Bolton* fut tenté de difcontinuer les remedes ; cependant un Médecin l'ayant exhorté à les prendre encore quinze jours , il les continua , & le 30. *Septembre* , il commença à jetter quelques fragmens de Pierre. Du premier *Octobre* jufqu'au 25. *Novembre*, ce qui fait 56. jours, il n'y eut que 21. jours où il ne rendit pas de morceaux de Pierre. Pendant tout ce tems, les douleurs étoient tantôt plus , tantôt moins vives, & les urines tantôt troubles, tantôt claires. Les 7. & 15 *Octobre*, il eut de grandes difficultés d'urine. Le 20. *Octobre* , deux morceaux de Pierre furent arrêtés dans le canal , & le 6. *Novembre*, un morceau, & le 25 un autre, qui y fut arrêté un jour & une nuit. Le 8. *Novembre* , il commença à prendre moins du remede ; le 27. *Novembre* , il ceffa d'en prendre régulierement. Le 28 il fut à la promenade. Le 31. *Décembre* 1737. il ne fentoit plus aucun mal.

* Il réfulte de l'Hiftoire de M. *Bolton* , donnée par lui-même , que les remedes de Mlle. *Stephens* paroiffent en quelques cas caufer tant de dou-

---

* Ceci eft maintenant traduit en entier.

leurs ,

leurs , qu'il feroit mieux de fouffrir l'opération ; & quand de femblables cas ont été repréfentés comme des preuves que l'urine a la vertu de dif-foudre la Pierre, on a objecté en géné-ral , ou que les morceaux n'étoient pas réellement une Pierre dans l'origine , mais de pures productions des reme-des mêmes , ou que la même perfonne pouvoit probablement avoir rendu les mêmes morceaux , avec les mêmes cir-conftances , fans avoir pris de reme-des. C'eft pourquoi quand je me pro-pofai de publier tous les cas , j'écrivis à M. *Bolton* , défirant fçavoir s'il avoit eu quelque retour de fes fouffrances , & je mentionnai les objections précé-dentes , & je reçus en réponfe la lettre fuivante du 9. *Février* 173 S-9.

MONSIEUR ,

» Un détail plus particulier & exact » de tous ceux qui ont pris les remedes » de Mlle. *Stephens* , lorfqu'il paroîtra, » doit être une grande preuve & bien » convaincante de leurs bons effets , » & engager la partie charitable de cet-• te nation à apporter leur fecours

» pour un service si universel & inex-
» primable , que les Pauvres peuvent
» recueillir par là.

» Pour moi , je remercie Dieu d'a-
» voir été si parfaitement guéri de la
» Pierre en prenant ces remedes , que
» depuis je n'ai pas ressenti le moindre
» simptôme de douleur par cette mala-
» die , de laquelle j'ai été si affligé
» pendant deux ans , que je ne pou-
» vois souffrir le cheval , ce que je fais
» à présent avec plaisir. J'ai pris tout ce
» dont j'ai entendu parler dans ce pays
» pour être soulagé , mais sans effet.
» Je suis venu à *Londres* dans les dou-
» leurs , j'ai commencé les remedes
» dans les douleurs , lesquelles conti-
» nuerent avec peu d'intermission pen-
» dant environ 15. jours , & alors les
» douleurs s'abbatirent, & je fus un peu
» soulagé,mais je les ai eu plus ou moins
» nuit & jour , avec quelque relâche du-
» rant tout le tems que je les ai pris ;
» si elles eussent été continuelles , ce-
» la auroit été intolerable. Pour les
» dissiper , je pris les remedes , & si je
» ne les avois pas pris , j'aurois eu mes
» douleurs accoûtumées ; il est proba-
» ble que j'en aurois pû avoir plus qu'un

» autre , & que la Pierre pouvoit être
» d'une nature plus dure , & n'être pas
» diſſoute ſi doucement qu'en d'autres.
» Je n'ai pas oüi dire que quelqu'un ait
» tant ſouffert que moi ; en continuant
» les remedes , la Pierre commença à
» ſe diſſoudre & à ſortir en morceaux ,
» & je fus plus ſoulagé.

» Autrefois , & depuis une douzai-
» ne d'années , j'étois fort tourmenté
» des douleurs de la Pierre , & je pris
» des remedes qui m'aiderent à vuider
» pluſieurs choſes que j'ai encore à pré-
» ſent dans une petite boëte ; mais je
» ne me ſuis jamais apperçu que rien
» fût ſorti de ſemblable aux morceaux
» que j'ai rendus, car c'étoit des Pierres
» entieres, ſemblables à un Pois ou à une
» Féve, ou choſes pareilles. M. *Binford*
» & M. *Holland* ont pris tous deux les
» remedes en même-tems que moi ; ils
» ſont venus me montrer ce qu'ils ont
» rendu , pour le comparer avec ce que
» j'ai rendu : j'ai obſervé que l'opération
» étoit la même, & qu'ils avoient rendu
» des morceaux pareils aux miens, & en-
» fin une pierre dure & groſſe, qu'on di-
» ſoit en être le noyau. Nos Pierres
» étoient ſi parfaitement ſemblables ,

»₊qu’on auroit crû qu’elles venoient
» toutes de la même perfonne. Les mor-
»ceaux font une pierre parfaite , mais
» molle , quand ils fortent , & mis fur
» un papier auffi‑tôt qu’ils font dé-
» fechés , ils paroiffent ce qu’ils font.
» C’eft un remede furprenant , & qui
» feroit d’un grand ufage , & feroit
» grand bien aux Pauvres qui ne font
» pas en état de le payer. L’opéra-
» tion eft venuë aujourd’hui à une
» grande perfection. Mais comment les
» pauvres gens qui en ont befoin dans
» la campagne, peuvent-ils fe procurer
» ce fecours ? Depuis que je fuis de re-
» tour, quelques pauvres gens dans la
» douleur & dans la mifere, font venus
» s’informer de ce que j’ai pris , je ne
» pouvois pas leur dire ; ils fe plai-
» gnoient de leur affliction & de leur
» pauvreté,n’étant pas en état de fe pro-
» curer les remedes. Quelques-uns font
» morts depuis. Pendant le tems qu’ils
» font tourmentés de peines fi cruelles,
» ils font hors d’état de travailler , &
» périffent faute de fecours. Il faut ef-
» perer que les Chrétiens bien difpo-
» fés , qui ont de la charité & de la
» bienveillance pour le genre humain ,

» considereront ceci, & travailleront à
» un point si noble.
Je suis, &c.

FRANÇ. BOLTON.

J'eus pendant plusieurs jours & plusieurs nuits avant que je fusse à *Londres*, des douleurs fort grandes & insuportables. Si le mal n'eût pas été aussi violent, je n'y aurois pas été, & je l'aurois supporté ici le mieux que je l'eusse pû, supposant que je ne vivrois pas long-tems, & que la mort mettroit fin à tout; mais mes amis me presserent de chercher du secours.

LXXVII. CAS.

M. HUNT.

IL y a environ cinq ans que j'eus une douleur au côté gauche, avec des envies de vomir, pour lesquelles je consultai le Docteur *Oldfield*: quand je lui eus exposé ma maladie, il me dit que c'étoit la Gravelle & la Pierre, & après qu'il m'eut prescrit des remedes pour trois ou quatre jours, je jettai une petite Pierre, & ma douleur fut diffipée ; après cela je jettai différentes petites Pierres en différentes fois. Il y a environ deux ans, que je commençai à avoir des envies d'uriner fort fouvent, je ne faifois que fort peu d'urine à la fois, avec grande ardeur & cuiffon. Cela continua & augmenta même au point, que je ne pouvois me promener, ni monter à cheval fans de grands inconvéniens, je faifois auffi de fréquents efforts pour aller à la felle. Un Chirurgien m'ayant examiné à la Campagne, ne me trouva point de Pierre, & dit qu'il croyoit que j'avois un ulcére. Il y a environ un an, que je trouvai que mes maux augmentoient, je fus alors fondé par le même Chirurgien, qui trouva une Pierre. Alors je vins à *Londres*, & j'y fus examiné par M. *Chefelden*, qui me trouva auffi la Pierre. Je commençai les remedes de Mlle. *Stephens* le 5. *Avril* dernier, & je les ai toujours pris depuis trois fois par jour, excepté durant le tems de quatre voyages que je fis en paffant la Mer entre *Londres* & *Exeter*. J'ai jetté de tems en tems du fable & des morceaux de Pierre, quelques - uns rongés, quelques-uns semblables à des morceaux d'une Pierre qu'on auroit brisée avec un marteau, d'autres bruns en dehors & blancs, avec une substance molle en dedans, d'autres assez gros pour être arrêtés au passage pendant quelque tems. J'ai encore la plûpart de ces morceaux chez moi. Je suis infiniment mieux qu'avant de commencer les remedes ; ils me conviennent infiniment d'ailleurs, & je continuë de les prendre.

A Londres, le 13. Février 1738-9.
JEAN HUNT.

LXXVIII. CAS.

M. WITTINGHAM.

M. *Wittingham* a été incommodé de la Pierre pendant plusieurs années. En 1735. il jetta un grand nombre de petites Pierres, & en *Mai* 1736. étant alors âgé de 52. ans, il fut taillé dans l'Hôpital de *S. Thomas* par M. *Cheselden*, qui lui tira six pierres, à peu près de la grosseur de

moyennes châtaignes , & de la même
forme, dures & polies à leurs surfaces ,
la plus grosse pésant plus d'une once.
Quelques mois après , il commença à
ressentir de la douleur & de l'embarras
en urinant , faisant des efforts pour aller à la selle , & des urines sanguinolentes , lorsqu'il s'étoit promené. Il
fut sondé au mois de *Janvier* 1737.
par M. *Cheselden* , qui lui trouva une
pierre dans la vessie. En *Février* 1738.
il commença les remedes de Mlle. *Ste-*
phens , il les prit constamment quatre
mois , mais n'étant pas en état de les
continuer plus long-tems , il fut forcé
de les quitter , quoiqu'il aimât mieux
les avoir continués que d'être taillé.
Il n'a pas jetté de pierre ou d'écailles
pendant le tems qu'il les a pris , & il
continuë d'avoir les mêmes maux qu'-
auparavant.

LXXIX. CAS.

M. Naish.

M. *Naish* commença les remedes de Mlle. *Stephens* le 17. de *Janvier* dernier , étant âgé d'environ 60. ans. Dès le jour même il y eut un changement dans ſes urines , & on y remarqua un ſédiment blanc & épais. Le 20. de ce mois, il urina beaucoup plus aiſément qu'auparavant , & continuë de même ſeulement avec peu de cuiſſon. Son urine a toujours continué d'être dans le même état juſqu'à préſent , ayant toujours le même ſédiment , quoique ſa douleur ſoit fort diminuée; il reſſent toujours la pierre, & n'a point obſervé qu'il en ait rendu aucune partie. Avant de prendre les remedes , il faiſoit quelquefois des urines ſanguinolentes , mais depuis qu'il en a pris , il n'en fait plus. Il ne reſſent point de mal du remede , & ſon eſtomac continuë à bien aller. Il ne s'eſt point ſenti de ſes maux juſqu'au mois d'*Août* dernier.

LXXX. CAS.

M. BRIGHT.

IL y a environ deux ans que je fus
fondé par M. *Pye* de *Briſtol*, & on
me trouva une Pierre dans la veſſie. Je
commençai les remedes de Mlle. *Stephens* auſſi-tôt, je les ai continués toujours régulierement depuis, & je jettois ſouvent une matiere muceuſe,
molle; laquelle étant deſſechée, paroiſſoit ſemblable à du plâtre. Toutes les
fois que cela m'arrivoit, je me trouvois ſoulagé ſur le champ. Je fus encore examiné l'Eté dernier par M.
Middleton, & on trouva une Pierre
que l'on jugea être molle. En général
ma ſanté eſt bien meilleure que quand
j'ai commencé les remedes, & je ſuis
bien plus en état de faire des mouvemens. Pendant pluſieurs années, avant
qu'on ſoupçonnât que j'euſſe la Pierre,
j'obſervai dans mes urines de petites
membranes & des lambeaux.

Le 13. *Février* 1738-9. J. BRIGHT.

LXXXI. CAS.

M. WILSON.

M. *Wilson* a été depuis près de deux ans si incommodé de la pierre dans les reins, qu'il devint tout-à-fait incapable de remplir les devoirs de son Eglise. Il commença les remedes de Mlle. *Stephens* au mois de *Novembre* dernier. En peu de jours, il jetta plusieurs écailles, & au bout de 18. jours, il sentit une Pierre tomber du rein dans la vessie, qui vint avec le flot d'urine qui suivit ; elle étoit de la figure & grosseur d'une Olive, blanche & molle à la surface, & elle paroissoit évidemment avoir éprouvé l'effet des remedes, car sa partie extérieure étoit toute rongée, excepté en un petit endroit, qui répondoit exactement par la couleur & l'épaisseur aux écailles sorties auparavant. De plus le noyau lui-même étoit si fêlé, que s'il fût resté plus long-tems dans la vessie, M. *Wilson* croit qu'il y seroit tombé en morceaux. Lors-

qu'il a rendu ce noyau, il a été tout-
à-fait débaraſſé de ſes maux. Il a quitté
les remedes, & il eſt en état d'aller ſans
douleur ou autre inconvénient.

LXXII. CAS.

M. HUGHES.

M. *Hughes* a eu pendant pluſieurs
années des difficultés d'uriner
avec des efforts & beaucoup de douleurs. Le Docteur *Bamber* lui trouva
une Pierre dans la veſſie. Il y a environ deux ans qu'il prit les remedes de
Mlle. *Stephens* pendant trois mois,
il jetta beaucoup de glaires & de
ſédimens troubles; mais vers la fin de
ce tems-là, il eut une ſupreſſion totale d'urine, qu'il attribuë à quelques
carnoſités au col de la veſſie. Il n'a
pas pu uriner facilement, étant obligé d'introduire lui-même la ſonde auſſi
ſouvent qu'il lui a fallu uriner.

LXXXIII. CAS.

M. COOKS.

J'Ai reçû une lettre de lui dattée du 10. *Fevrier* 1738-9. dans laquelle font les particularités fuivantes; fçavoir, qu'il a été dans un fort mauvais état; pendant plus de 20. ans; qu'il a rendu de tems en tems plufieurs groffes Pierres; qu'il avoit avec cela un ulcere qui lui caufoit de grandes douleurs; qu'il y a environ huit ans qu'il eut une attaque violente, n'ayant pourtant fait aucun remede pour cela. Quant aux effets des remedes de Mlle. *Stephens*, il n'en peut encore rien dire ; il a fouvent des douleurs, & fur-tout s'il fait quelque excès. Il n'a point jetté de Pierres, mais feulement de petits graviers,depuis qu'il les a commencés.

LXXXIV. CAS.

M. MILSON.

M. *Milson* fut attaqué, il y a environ quatre ans, d'une envie subite d'uriner, avec douleur vive au passage : cela lui arrivoit ensuite tous les quinze jours une fois, sçavoir dans la nouvelle & la pleine Lune ; cette douleur fut très-vive pendant deux jours & deux nuits; il avoit des envies d'uriner 20 fois ou même plus par jour, & faisoit à peine une cueillerée d'urine en 6. ou 7. fois. Il consulta un Médecin qui jugea qu'il avoit la Pierre, & il fut alors sondé par un Chirurgien, qui ne lui en trouva cependant pas. Il consulta un autre Médecin qui jugea aussi qu'il avoit la Pierre, & qu'elle pouvoit être tombée sur le fondement, parce qu'il avoit toujours un grand poids à cette partie, & des envies pénibles d'aller à la selle, quoique pour lors il fût relâché. Il prit l'avis de plusieurs autres Médecins, mais

fans en être foulagé. Son mal empira
& il jetta une grande quantité de gravier femblable à de la brique en poudre & plufieurs petites Pierres de la
groffeur environ d'un grain de poivre,
de couleur grifâtre, fort dures & en
lambeaux, avec une Pierre de la groffeur d'un grain d'orge, femblable
à un morceau d'os, & auffi dure,
& d'un jaune clair. Alors les attaques changèrent, & au lieu de venir
une fois tous les quinze jours, elles
vinrent d'une femaine à l'autre. Il ne
pouvoit fe promener ou monter à
cheval. Quand l'accés lui arrivoit, fon
urine étoit noire & épaiffe comme du
marc de caffé. M. *Milfon* eut une attaque violente au mois d'*Août* dernier,
qui dura une femaine, & qui fut telle
qu'on n'attendoit plus que fa mort. Il
commença les remedes de Mlle *Stephens*
la femaine d'enfuite & n'a pas eu depuis de violentes attaques. Pendant
les deux mois derniers, il a trouvé un
grand changement. Il urine aifément &
n'a point de douleur après avoir uriné.
Il a jetté depuis qu'il a pris les remedes,
une grande quantité de lie & de gravier, avec quelques petites Pierres

grisâtres qui se dissolvent & se délaient comme de la chaux détrempée, en les pressant avec le doigt. Les violentes douleurs l'avoient entiérement défait & mis en danger de mourir ; mais depuis qu'il prend les remedes de Mlle. *Stephens*, il est engraissé & est devenu d'une meilleure complexion.

Le 9. Fevrier 1738-9.

LXXXV. CAS.

M. GILLISON.

J'Ai été très-tourmenté de la Pierre & de la gravelle, & souvent à tel point que j'ai jetté un grand nombre de petites Pierres, & que j'en ai actuellement chez moi plus d'un cent. Elles sont de forme fort différente ; quelques-unes sont angulaires & raboteuses, d'autres unies & fort dures. J'avois de violentes douleurs en urinant, & en montant à Cheval ; la douleur étoit si vive que j'étois prêt à m'évanouir.

vanouir. J'ai souvent rendu des grumeaux de sang caillé. J'avois de grandes envies d'uriner ; je faisois peu d'urine à la fois & avec grande difficulté, douleurs au col de la vessie & au bout de la verge, sur-tout après avoir uriné. Voilà les simptômes que j'avois avant de prendre les remedes de Mlle. *Stephens*. Depuis que j'ai été sous sa direction, je suis, Dieu merci, beaucoup mieux, & ma santé en général n'est pas le moins du monde affoiblie. En dernier lieu, j'ai fait vingt milles à cheval au trot sans douleur, & j'urine avec bien moins de difficulté. Le sédiment de mon urine varie, il est tantôt blanc, tantôt de couleur de brique. Il y a environ deux mois, que je trouvai dans le pot de chambre une substance de Craie, qui s'écrasoit en la pressant, ce que je pris pour un morceau de Pierre pourrie. J'ai quelquefois une douleur dans les reins ; mais j'espere qu'en continuant les remedes un peu plus long-tems, je serai parfaitement guéri.

Le 9. *Fevrier* 1738-9.
AMBR. GILLISON.

O

LXXXVI. CAS.

M. WHITE.

M. *White* fut fondé le 20. *Août* dernier par un Chirurgien qui lui trouva une Pierre dans la veſſie. Il avoit pris les remedes de Mlle. *Stephens* près de ſept mois, lorſqu'il les quitta, n'en retirant point de ſoulagement. Il rendit pendant l'uſage des remedes, environ plein une cuillere à Thé, de ſable gros comme la moitié d'un grain de froment, mais en de grands intervales; ce ſable étoit dur & de la couleur de la Caſſonnade. Il rendit auſſi un ſédiment blanc, qui tomboit au fond de l'urine. Il eſt en certains temps dans de fort grandes douleurs, pendant trois ſemaines ou un mois, & enſuite il ſe trouve un peu mieux, pendant un mois.

Il faut obſerver à l'égard de ce cas & de ceux qui ſont de la même eſpece, qu'ils ne peuvent point du tout conclure contre le pouvoir que l'urine changée par les remedes auroit de diffoudre la Pierre , parce que ce pouvoir, ainfi que les autres caufes, requiérent différens tems pour avoir leur plein effet , fuivant la différente confiftance ou volume de la Pierre , qui doit être diffoute. Au contraire fi les autres preuves déterminent en faveur de la vertu diffolvante , il fera probable qu'elle a eu lieu ici , mais plus lentement , & qu'en continuant les remedes , la Pierre feroit réduite au point de pouvoir paffer par l'uretre. Cela fupofé, il eft furement bien mieux de les continuer, que d'être taillé , ou de laiffer groffir la Pierre par les incruftations que l'urine naturelle y ajoute.

LXXXVII. CAS.

UNE PERSONNE INCONNUE.

Lettre de M. Burford *du 9.*
Fevrier 1738 - 9.

MONSIEUR , en revenant chez moi d'un voyage , j'ai trouvé

votre lettre par rapport à un de mes
malades, qui a pris les remedes de Mlle.
Stephens. Il eft inutile de vous donner
fon hiftoire , parce qu'il eft mort
de la Pierre. J'aurois été fort aife que
les remedes euffent eu leur effet : quoique cette perfonne eût pris trois parties des pillules & de la poudre, cependant elle ne jettoit point de Pierres , & elle avoit coutume d'en jetter
fouvent avant de prendre les pillules , &c.

Je fuis , &c.
F. BURFORD.

LXXXVIII. CAS.

M. MASSEY.

EN 1734. je commençai pour la
premiere fois à jetter du fable rouge, & je continuai pendant environ un
an ; enfuite je jettai de petits graviers
d'une couleur plus claire que le fable. En
1736. je jettai plufieurs Pierres dures,
fort raboteufes, de la groffeur environ
de petits Pois , blanches , avec des
raies rouges , & alors je ceffai de rien

jetter pendant un an, que ma maladie augmenta par dégrés. J'avois des envies presque continuelles d'uriner, mes urines venoient en petite quantité & involontairement, je sentois une vive douleur & un poids dans ma vessie & aux environs, & les simptômes devinrent à la fin si violens, que je pouvois à peine me tourner dans mon lit. Au mois de *Juin* dernier, je commençai à prendre les remédes de Mlle. *Stephens* ; je n'apperçus point de changement pendant dix-huit jours, mais ensuite de petits morceaux & des écailles de Pierres de couleur pâle, commencérent à sortir, en plus ou moins grande quantité : j'ai continué d'en jetter ainsi, (excepté quelquefois un intervale de 14. ou 16. jours,) jusques il y a environ six semaines, & depuis je n'ai fait que rendre une mucosité épaisse & gluante. Je sens qu'il y a un reste de Pierre dans ma vessie, mais je me trouve assez bien pour me promener autour de la Ville, & je joüis d'un doux sommeil pendant la nuit. J'ai encore de la douleur quand j'ai uriné, & quand je me léve de mon lit. Les remedes me font fort bien, & je continue de les prendre dans l'eſpérance d'une guériſon parfaite.

Le 10. *Février* 1738-9.

R O G E T M A S S E Y.

LXXXIX. CAS.

Mlle. M A R L E Y.

Partie de ſa lettre à Mlle. Stephens *du* 17. *Novembre* 1738.

M A D E M O I S E L L E,

AVant de commencer vos remedes, j'avois une fort grande douleur au travers des lombes, où l'on dit que les reins ſont placés, accompagnée d'une douleur qui s'étendoit vers le côté droit de mon ventre & aux environs de la veſſie, & j'avois jetté une Pierre aſſez groſſe ; mais après cela, je ſentis que mon mal gagnoit l'autre côté de mon dos, de ſorte que je ne pouvois me promener ni même beaucoup me remuer dans ma maiſon, ſans faire des urines ſanguinolentes. Je fus conſeillée d'avoir recours à vos remedes, & dans la pre-

miére femaine que je les ai pris , je
me fuis trouvée peu foulagée , & j'en
avois pris prefque la premiére quantité avant d'en reffentir les effets : mais
vers la fin de la derniére femaine , je
fis une grande quantité d'urine mêlée
d'une fubftance glaireufe , & d'un fédiment blanc , femblable à des morceaux de chaux. En avançant dans l'ufage des remedes, je rendis plufieurs morceaux larges, d'une matiére dure , femblables à des écailles ou des portions de
Pierre, dont quelques-unes étoient blanchâtres , d'autres brunes, & elles ne for-
toient qu'avec quelques douleurs. J'é-
tois toujours conftipée & obligée
de prendre de l'électuaire deux ou
trois fois par femaine. Après que la
premiére quantité des remedes fut
prife , je fentis que la caufe de
mon mal n'étoit pas tout-à-fait diffipée , je fis encore des urines fanguinolentes , & je defirai de repeter le
remede. Alors j'en pris près d'un mois,
mais je ne vuidois point de graviers
ni de matiéres dures, comme j'avois
fait d'abord , & quand les derniéres
prifes furent toutes employées , je fentis pendant trois ou quatre jours une

grande douleur en urinant, & j'ai encore du mal à mon côté gauche & des espéces de tranchées vers la vessie. J'ai rendu ce matin un gros morceau de Pierre, de couleur brune, & blanc vers les bords.

Depuis cela, Mlle. *Marley* a quitté les remedes parce qu'elle est grosse, mais elle se propose de les reprendre. Quoiqu'il en soit, lorsque les douleurs sont violentes & que les remedes les ont soulagées, on peut sûrement les continuer pendant la grossesse, & il ne me paroît pas qu'il y ait à cela aucun danger, à moins que les remedes ne procurent des efforts, ou ne causent de la douleur, ce dont l'on peut juger soi-même, quand on en a fait l'expérience.

XC. CAS.

Mlle. GLOVER.

Mlle. *Glover* a eu des douleurs de Pierre, elle a pris les remedes de Mlle. *Stephens*, & en a retiré

un

un grand soulagement , mais elle
n'a pas pû les continuer , les remedes
l'ayant renduë malade:elle a eu fort peu
de douleur depuis qu'elle les a quittés.

XCI.   CAS.

M. FLOYD LE FILS.

LE fils de M. *Floyd* , âgé de 14.
ans , avoit de la douleur en urinant , de violentes preſſions vers le
col de la veſſie , & ſouvent des embarras ſubits. Il a pris les remedes de
Mlle. *Stephens* pendant treize mois ,
& il continue d'avoir les mêmes maux.

XCII. CAS.

M. MARTEN.

M. *Marten* avoit la Pierre dans le
rein , & avoit eſſaié pluſieurs
choſes ſans ſuccès. Il commença les
remedes de Mlle. *Stephens* au mois de

Septembre dernier, & en fix femaines de tems il fe trouva mieux. Il les a continués encore fix femaines & depuis ce tems-là, il s'eft trouvé en état de travailler, ce qu'il ne pouvoit faire auparavant.

XCIII. CAS.

M. SWAINSON.

J'Etois depuis plufieurs années fujet à de violentes attaques de gravelle dans les reins, mais je n'ai jamais jetté ni Pierre ni gravier que je fçache. Au mois de *Juin* 1737. je commençai d'avoir de violentes douleurs & embarras en urinant, & mon urine étoit fouvent fanguinolente au moindre mouvement. J'avois de fréquentes envies d'uriner, accompagnées de fréquens & de violens efforts, pour aller à la felle. J'avois une douleur continuelle dans le fondement, la veffie, l'uretre ou le gland : je ne pouvois ni aller, ni me promener, ni me coucher, ni me lever, fans de grands maux dans ces parties ; en un mot , j'avois tous les fimptômes de la Pierre dans la veffie. J'avois perdu l'apétit & le fommeil , ma fanté étoit affoiblie , & je menois une vie miférable. De forte que je pouvois fort bien ne pas vivre long-tems , fi , par la grace de Dieu , je n'euffe eu recours à l'excellent remede de Mlle. *Stephens* , à qui je dois la vie , après Dieu. Je commençai d'en prendre le 25. *Mai* dernier , & je l'ai toujours continué depuis. D'abord que j'en eus pris , ma douleur continua pendant huit ou dix femaines , & je rendois une matiére glaireufe & dure. Enfuite je me trouvai moins incommodé , mon urine devint trouble , avec un fédiment qui étoit quelquefois blanc & épais , quelquefois haut en couleur & brun , avec plufieurs petites parties ou morceaux blancs & bruns & un morceau plat , large & épais comme un *chelin* , (ou piéce de 24. fols) , mol & pouri. J'ai rendu fouvent avec l'urine une matiére brune, fibreufe , molle , & je fuis à prefent parfaitement quitte des douleurs de la Pierre , je fuis en état de me pro-

mener & de faire tout exercice fans
douleur, & ma fanté eft parfaitement
rétablie.

Le 8. *Fevrier* 1738-9. JAC. SWAINSON.

XCIV. CAS.

M. EAGLESFIELD.

J'Ai été depuis plufieurs années fort
incommodé de la Gravelle, & j'ai
fouvent rendu des Pierres d'une forme
extraordinaire, & un peu avant de prendre les remedes de Mlle. *Stephens*, j'en
avois jetté une qui péfoit onze grains,
& j'en ai fouvent jetté de plus groffes.
Quand je commençai fes remedes,
le 7. *Novembre* 1737. j'eus de fort
grandes douleurs dans mes deux reins :
après que j'en eus pris trois mois,
j'eus une forte attaque de Gravelle pendant deux jours, avant que la Pierre
paffât du rein dans la veffie ; elle étoit fi
groffe qu'elle ne pouvoit paffer par l'uretre, & me faifoit grand mal chaque fois
que j'effayois d'uriner. Quelque tems
après mon urine commença à être blan-

che , & je jettai de petites écailles de Pierre , & dans environ trois mois , je rendis la Pierre réduite en gravier & en petits morceaux, que je jettai abondamment dans deux jours. Depuis ce tems-là je n'ai point eu de rétention d'urine , mais je fens encore quelque douleur dans un de mes reins , & je rends toujours quantité de gravier. Quant à ma fanté , en général , elle eft bien meilleure que quand je commençai le remede , & je fuis en état de faire plus d'exercice , ce qui m'arrivoit fort rarement autrefois.

Le 10. Fév. 1738-9. R. EAGLESFIELD.

XCV. CAS.

M. FRETWELL.

Tiré d'une Lettre de M. Slater *du 12.
Février* 1738-9.

IL y a à préfent près de deux ans que M. *Fretvvell* commença à prendre les remedes de Mlle. *Stephens* , auquel tems il étoit fi incommodé qu'on ne pouvoit s'imaginer qu'il pût vivre fix mois. Il avoit de fréquentes attaques de Pierre & de Gravelle, accompagnées de fi violentes coliques & de vomiſſement bilieux, qu'il avoit bien de la peine à les ſupporter ; il ne pouvoit aller à cheval ſans faire des urines ſanguinolentes, & fort ſouvent il rendoit une grande quantité de matiere purulente dans ſes urines. Il jettoit ſouvent de petites Pierres graveleuſes d'un rouge clair, & j'obſervois de tems en tems une petite écaille griſâtre, qui paroiſſoit être pelée de deſſus la Pierre. Dans ces circonſtances je le ſondai, mais je ne trouvai point de Pierre dans la veſſie. Quand il commença à prendre les remedes, il avoit de violentes douleurs avec effort, mais en quelques ſemaines il fut guéri de la Gravelle, & je crois qu'il n'en a pas rendu depuis. J'obſervois quelquefois pendant quinze jours dans ſon urine une grande quantité de flegmes tranſparens, d'autres fois un ſédiment griſâtre, & fort ſouvent des lames de Pierre de la largeur d'un *Chelin*, (ou Piéce de 24. ſ.) molles & graveleuſes aux bords, plus dures au milieu, & épaiſſes comme des coquilles d'œuf. Après qu'il eut pris les remedes trois ou quatre mois, les fonctions de son estomach se rétablirent, & il retrouva son repos naturel; il fut en état de faire dix milles, sentant fort peu de mal; l'Eté dernier il vint à la Ville dans le carosse de voiture, & retourna chez lui sans inconvenient. Et quoiqu'il n'ait pris aucun remede depuis huit mois, il n'a eu aucun mal qui puisse être attribué à la Pierre.

RICH. SLATER.

XCVI. CAS.

M. TOMLINSON.

M. *Tomlinson* a pris les remedes de Mlle. *Stephens* pendant quelque tems deux fois par jour. D'abord ils lui causérent tant de mal, qu'il ne pût aller jusqu'à trois doses, comme il est ordonné. Il avoit coutume de jetter des graviers rouges tous les jours, avant de les commençer, mais depuis qu'il les a pris, il n'en jette plus. Son urine a presentement un sédiment blanc, & il est un peu soulagé, quoi-

qu'il ressente encore de grandes douleurs. Son urine paroît encore rouge,
quand il marche ou se promene, & il
sent beaucoup de mal en urinant. Vendredi 9. du présent mois de *Février*, on
trouva dans son urine une écaille grisâtre de Pierre, & il jette de tems en
tems une grande quantité d'un flegme
brillant.

Le 10. *Février* 1738-9.

CXVII. CAS.

M. UNDERWOOD.

M. *Undervvood* a été pendant plusieurs années tourmenté d'une
Pierre dans la vessie, il avoit beaucoup
de douleur en urinant, & des retentions subites. Il prit les remedes de
Mlle. *Stephens* pendant six mois, &
jetta plusieurs écailles; il les a quittés
depuis trois mois; il est extrêmement
malade, & a les mêmes douleurs.

Le 15. *Février* 1738-9.

Addition qui se trouve à la fin du Livre.

M. *Undervvood* mourut le premier *Mars* 1738-9. M. *Sharp* l'ouvrit le lendemain, il en tira une Pierre qui paroissoit être fort ruinée, une grande partie de l'écorce étant détruite, & beaucoup de la substance interne rongée en dedans, de sorte qu'elle ressembloit en quelque sorte à un os carié; il n'y avoit point d'autres morceaux de Pierre dans la vessie, & au surplus elle étoit dans un état naturel.

Je tiens cette Addition de M. *Sharp* lui-même, du 3. *Mars*. Il faut esperer que les amis ou les parens de ceux qui mourront, après avoir employé les remedes de Mlle. *Stephens*, auront assez d'attention pour le Public, pour avoir soin de faire ouvrir les corps par des personnes habiles.

XCVIII. CAS.

Mlle. MORDAUNT.

Ademoiselle *Mordaunt* avoit eu les simptômes ordinaires de la Pierre dans les reins pendant plusieurs années. Elle a commencé les remedes de Mlle. *Stephens* depuis environ un mois, & elle en a senti du soulagement.

XCIX. CAS.

Mlle. CANNING.

MAdemoiselle *Canning* a eu des douleurs qui sembloient causées par une Pierre dans les reins depuis environ huit ans. Elle a commencé les remedes de Mlle. *Stephens* au mois de *Juin* 1738. & les a toujours pris depuis, mais pas exactement. Elle a jetté plusieurs morceaux pourris d'une Pierre, aussi gros que de grosses têtes d'épingles, quelques-uns blancs, d'autres jaunâtres, & elle est beaucoup mieux à tous égards.

C. CAS*.

M. Carteret.

AYant (*a*) été très-affligé de la Pierre & de la Gravelle, & ayant cherché du foulagement par les meilleurs moyens qu'il m'a été poffible d'employer, enfin ne fçachant plus que faire, je fus recommandé à Mlle. *Stephens*, & bien-tôt après que j'eus pris de fes remedes, je jettai dans mon urine une poudre blanchâtre, qui deffeché paroiffoit être détachée d'une Pierre. Cela continua quelque tems, & dans l'efpace d'environ deux ou trois mois, je fus délivré d'une douleur que j'avois fentie quelquefois depuis plufieurs années dans le côté droit de la veffie. Je fuis affûré que c'étoit une

---

* Ce Cas eft un des dix publiés par M. *Hartley* en 1738.

(*a*) Il *eft effentiel de voir à la fin de cet Ouvrage les Lettres écrites fur cette Obfervation à M. Morand.*

Pierre ou une matiere calculeuse qui étoit attachée à la veffie. De plus il fe détacha une Pierre dans ma veffie, laquelle pendant plufieurs mois après me fit beaucoup de mal , & excitoit des efforts quand j'urinois. Enfin je la rendis en morceaux prefque chaque fois que j'urinai pendant environ neuf femaines de fuite , jufqu'à ce qu'elle foit fortie tout-à-fait ; ce qui eft prouvé , parce que je fuis quitte de toutes douleurs. Le noyau de la Pierre étant forti lui-même , je me croyois entierement guéri , lorfque dans un voyage à *Londres* quelques Pierres fe détacherent de mes reins , & j'en rendis jufqu'à fept en une fois , ce qui me fit croire que j'avois trop tôt difcontinué les remedes, fur ce que je reffentois peu ou point de douleur. Cependant une Pierre qui s'étoit arrêtée dans l'uretere, fortit encore , & boucha le paffage de l'urine , ce qui occafionna une fuppreffion. Et de crainte qu'elle ne pût paffer , j'eus recours à M. *Chefelden* , & je fuis à préfent , Dieu merci , délivré de toutes douleurs , & l'ai toujours été depuis.

EDOUARD CARTERET.

P. S. M. *Chefelden* n'a point taillé M. *Carteret*, comme j'apperçois qu'on le croit fauffement, mais il a feulement fait une incifion à l'uretre pour ôter la Pierre qui y étoit logée, ce qui eft une opération peu douloureufe, & point dangereufe.

C I. C A S.

M. C O X O N.

M. *Coxon* avoit les fimptômes d'une Pierre dans la veffie. Il prit les remedes de Mlle. *Stephens*, il y a environ onze ans, il jetta une affez grande quantité d'écailles concaves & convexes, avec quelques fragmens folides de Pierre, il fe trouva parfaitement bien, & n'eut jamais depuis aucun retour de fes maux, quoiqu'il ait vêcu encore fept ou huit ans, après les avoir quittés. Il étoit âgé d'environ 80. ans quand il eft mort.

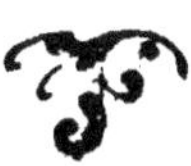

C I I. C A S.

M. P R E S T O N.

M. *Preston* commença en 1720. à être incommodé de douleur dans le dos & de vomissement, & a jetté du gravier rouge, avec de petites Pierres graveleuses. Il avoit aussi un embarras en urinant, accompagné de douleurs & de fréquentes envies d'uriner. Au mois de *Mars* 1736. il commença à faire des urines sanguinolentes au moindre mouvement, après quoi ses douleurs augmenterent beaucoup ; il ne pouvoit pas même aller en chaise sans douleur. Il commença les remedes de Mlle. *Stephens* au mois d'*Avril* 1737. en deux ou trois jours sa douleur en urinant devint plus forte que jamais, & il continua ainsi pendant trois semaines. Son urine étoit trouble, lorsqu'il la rendoit, & déposoit un sédiment pésant, mais il ne jettoit point de Pierre. Il guérit tout-à-fait par dégré, & se trouva bien quant au reste. Alors il

quitta les remedes , mais il jetta depuis plufieurs Pierres de differente groffeur , il eft retombé dans fes douleurs ,
& il fait des urines fanguinolentes
au moindre mouvement. Cependant il
eft beaucoup mieux que quand il commença les remedes.

CIII. CAS.

M. LAWRENCE.

DAns un détail donné par fa
Veuve du feize *Février* 1738-9.
on lit que fon mari avoit eu différens maux , qu'on avoit crû devoir attribuer à la Pierre , comme urine fanglante , difficulté d'uriner ; qu'il
prit les remedes de Mlle. *Stephens* , &
qu'en ayant reçû un grand foulagement, il les quitta. Que quelque tems
après il eut un retour de fon mal , qu'il
prit les remedes ne feconde fois, qu'il fut
foulagé, & qu'il les quitta encore. Il fut
attaqué une troifiéme fois , & deman-
da Mlle. *Stephens* au milieu de la nuit ,
parce qu'il étoit dans les plus cruelles

douleurs. Mlle. *Stephens* lui donna du remede avec quelques goutes dedans, mais sans sa poudre ; ensuite il eut un violent dévoyement , que Madame *Lawrence* appréhende avoir été la cause de sa mort.

Ce que Mlle. *Stephens* ajouta étoit dix goutes de *Laudanum* liquide , & il faut observer que M. *Lawrence* étoit fort mal , plus d'une semaine avant que Mlle. *Stephens* l'ait vû en dernier lieu , & qu'il avoit pris plusieurs remedes.

CIV. CAS.

M. DOVEY.

M. *Dovey* a été affligé de la Pierre dans la vessie pendant plusieurs années. Il avoit un écoulement perpétuel d'urine. Il jetta une grande quantité de petites Pierres , & une fois quinze à la fois , dont quelques-unes paroissoient des morceaux de l'écorce , convexes d'un côté , & concaves de l'autre , mais fort minces & angulaires. Il étoit dans cet état avant de prendre les remedes rémedes de Mlle. *Stephens*. Il les commença le 5. *Novembre* 1737. & avant la fin du mois, une Pierre s'engagea dans le col de la veſſie , qui le jetta dans de ſi violentes douleurs qu'il en mourut un jour ou deux après ; ſçavoir le 30. *Novembre* 1737. âgé de 70. ans.

CV. CAS.

M. LONGLEY.

M. *Longley* a été ſouvent tourmenté de douleurs au côté gauche depuis plus de 20. ans. D'abord il en avoit rarement plus de trois ou quatre attaques dans l'année , mais en dernier lieu il en a eu plus ſouvent , & elles commençoient toujours par une grande douleur dans le côté gauche , vers la région du rein , qui étoit ſuivie à l'inſtant d'une ſuppreſſion d'urine , & d'un gonflement du bas du ventre. Il étoit ordinairement dans cet état une quinzaine de jours , ou même plus , & à la fin de l'accès , il rendoit toujours une grande quantité d'urine ſanguinolente,

Q

ce qui duroit jufqu'à ce que le gonflement fût diffipé.

Au commencement de *Septembre*
1737. il eut une de fes attaques , qui
outre les fimptômes mentionnés , fut
accompagnée de fi cruelles douleurs ,
& d'un fi grand gonflement de tout
le bas ventre , qu'il ne put ni
fe coucher dans fon lit , ni avoir aucun fommeil pendant près de deux
mois. Il commença les remedes de
Mlle. *Stephens* à la fin d'*Octobre* ,
& avant qu'il en eût pris pendant
trois femaines , il urina plus abondamment qu'il n'avoit fait deux
mois auparavant , le gonflement fe dif-
fipa , & il fe porta mieux de jour en
jour par dégré. Vers le milieu de
Janvier , il eut un grand flux d'urine
teinte de fang , à la quantité de plufieurs Gallons (le Gallon fait environ
quatre Pintes de Paris) dans l'efpace de
quatre ou cinq jours. Avant d'avoirren-
du ces urines fanguinolentes, fes urines
étoient toujours épaiffes , & laiffoient
un fédiment confiderable ; mais quoiqu'il continuât les remedes un mois au-
delà , fon urine fut claire , & ne dé-
pofa point de fédiment. Il a quit-

té les remedes vers le milieu de *Février* 1737-8. les ayant pris quatre mois , & il a toujours été en parfaite santé depuis.

C V I. C A S.

M. HARRISON.

AU mois d'*Août* 1736. je fus attaqué d'une violente douleur au deffaut des côtes & vers la hanche , avec un vomissement & une grande difficulté d'uriner. J'ai toujours eu depuis de fréquentes attaques , & il y a environ un an que je jettai une Pierre de la grosseur d'une grosse Féve, mais je n'en fus pas plus soulagé. Ensuite j'en jettai quelques-unes pas tout-à-fait si grosses que de petits Pois. Dans ce tems-là , & toujours depuis, j'ai trouvé au fond du pot-de-chambre une quantité de sable rouge , & dedans quelques morceaux fort aigus , & en dernier lieu ces morceaux l'étoient encore plus. Je ne suis jamais sans douleur dans les reins, dans le flanc ou le côté, au bas de la vessie, & je suis fort tourmenté de vents dans cet-

te partie. J'ai de grandes difficultés en
urinant, d'abord l'urine vient aisément,
ensuite elle s'arrête & fort goute à goute
avec des douleurs si violentes, que le fié-
ge ou gros boyau sort. J'ai cette incommodité huit ou neuf fois par nuit, souvent davantage, & fréquemment pendant le jour. Dans le lit j'ai une douleur piquante dans le bas ventre. J'appréhende une Pierre. D'ailleurs je me
porte bien ; je suis fort & corpulent,
âgé d'environ 56. ans ; j'ai bon appetit, & j'ai depuis plusieurs années vêcu fort régulierement. Je puis me promener à cheval un mille ou deux, d'un
pas moderé, mais avec quelque douleur, & me trouvant ensuite plus incommodé. Si j'entreprenois un plus
long voyage, mon urine seroit haute
en couleur, comme si elle étoit mélangée de sang, & je serois obligé de me
lever douze ou quatorze fois dans la
nuit.

» M. *Harrison* a envoyé ce détail à
» Mlle. *Stephens* au mois de *Novembre*
» dernier. La suite fait voir les effets
» que les remedes ont eu sur lui.

Je commençai les remedes de Mlle.
Stephens à Noël dernier, & j'en ai,

Dieu merci , été foulagé. J'urine plus
aifément, la douleur eft diminuée , &
je n'ai point de preffion vers le fondement. Je n'ai jamais jetté de groffes
Pierres , mais plufieurs comme de
groffes têtes d'épingles ; elles fortent molles & avec peu de douleur , &
comme fi elles étoient rompuës d'une
groffe Pierre. J'efpere guérir tout-à-
fait en continuant les remedes.

Le 12. *Février* 1738-9.

CHR. HARRISON.

CVII. CAS.

M. WILLSON.

J'Ai pris les remedes de Mlle *Ste-*
phens pendant vingt-fept femaines,
& en fuivant fes ordres auffi exactement qu'il étoit poffible. Les huit premieres femaines, il fortit une matiere
glaireufe , & un peu de Pierre en apparence ; pendant les huit femaines fuivantes , il ne fe paffa guéres de jours
qu'il ne vînt quelque chofe femblable à
des morceaux de Pierre de différente
forme & groffeur , mols & pourris, en

petites parties ; mais il n'en fortit que fort peu les neuf femaines d'enfuite , feulement quatre ou cinq morceaux la derniere femaine , de différentes formes & groffeurs , blancs d'un côté , bruns de l'autre , & fort durs ; & j'ai eu cette femaine d'auffi grandes douleurs que j'en aye jamais reffenties; mais je ne fuis pas fans efpérance , fi je puis les fupporter. Je ne dois pas efperer d'être guéri fi-tôt , car je crois que la Pierre eft groffe , & je m'en reffens depuis environ quatre ans. Je crois qu'elle eft actuellement plus legere qu'elle n'étoit ; mais il me refte encore de grandes douleurs. Au furplus j'ai rendu beaucoup de morceaux comme détachés d'une Pierre que j'ai gardés , non compris ceux qui font perdus.

Le 8. *Février* 1738-9. ANT. VILLSON.

Les fimptômes, avant que je priffe les remedes, étoient tels , que je ne pouvois ni marcher à pied , ni monter à cheval fans grande douleur , je fentois remuer ma Pierre lorfque je faifois du mouvement , & mon urine étoit toujours claire.

CVIII. CAS.

M. PEDLEY.

Il a fait ce mémoire en Novembre 1737.

LA premiére attaque que j'aye eu de la Pierre, étoit il y a environ 17. ans ; elle me prit dans le rein gauche d'une violente maniére ; j'avois ces attaques quatre, cinq ou six jours, & j'en avois environ quatre par an ; en marchant ou me promenant à cheval beaucoup, mes reins étoient blessés par les Pierres, & mon urine étoit de couleur de sang. Avant que ces accès m'eussent quitté, je pouvois sentir passer du rein dans la vessie les Pierres, quelquefois 8, 9 ou 10, elles restoient dans ma vessie 3. ou 4. jours, quelquefois plus, & sortoient ensuite avec mes urines. Quelques-unes sont dures & polies comme du marbre, quelques-autres se mettent en morceaux & sont de la nature du sable. Elles sont grosses environ comme un pois gris

J'en conserve plusieurs dans une boëte. Quand j'avois ces accès, je vomif-
fois tout , pendant le tems que j'étois
fi mal. Je n'ai point eu d'attaque violente ces derniéres quatre années ; mais
quand je marche ou me promene trop
à cheval , j'ai un engourdiſſement dans
mon rein , & quelquefois une Pierre
frape fi durement le col de ma veſſie
que je fais des cris , ſentant du mal tel
que celui d'une épée qui me traverſe-
roit le corps. Je connois par ces ſimptômes que j'ai encore pluſieurs Pierres dans les reins & dans la veſſie , &
j'ai peur qu'elles ſoient trop groſſes
pour ſortir. Je ſens que celles des
reins groſſiſſent & me font plus in-
commodes qu'il y a un an.

Quelque-tems après M. *Pedley*
commença les remedes de Mlle. *Ste-*
phens , il en prit environ pendant trois
mois , il jetta des glaires , du ſable ,
& de petits morceaux de Pierre. Il
fut délivré de ſes maux , & a continué de ſe bien porter toujours depuis,
comme j'en ai été informé par M.
Price ſon Maitre , *le 7. Fevrier* 1738-9.

C I X,

CIX. CAS.

M. POND.

M. *Pond* commença il y a environ trois ans à fentir des douleurs dans le dos, dans le corps & les membres. Quelque tems après, il fentit une Pierre tomber dans fa veffie, & il eut enfuite douleurs & difficultés d'uriner, retentions, des urines fanguinolentes lorfqu'il faifoit quelques mouvemens; il fut taillé il y a environ deux ans, par M. *Chefelden*, qui lui tira une petite Pierre plate; environ quinze jours après l'opération, il eut une récidive de fes douleurs dans le dos, le corps, & dans les membres, & fe trouva fort indifpofé. Sur quoi il prit plufieurs remedes fans être foulagé. Alors il commença les remedes de Mlle. *Stephens* & les a pris près d'un an. Il en a fenti du foulagement tout auffitôt, & a continué d'être très-bien depuis, excepté quelquefois, & particuliérement quand il lui a paru que

R

quelque chofe eft tombé du rein dans la veffie. Son urine a eu beaucoup de fédiment blanc, & il a jetté plufieurs morceaux de Pierre, blancs, bruns & noirs. Il eft en tout bien mieux que quand il commença les remedes, & a rarement aucun mal.

C X.   C A S.

A. B. *Il n'eſt pas permis de dire le nom.*

CEtte perfonne eut, il y a environ 12. ans, une fievre, à la fuite de laquelle elle eut ce qui fuit. Son urine étoit en général bourbeufe. Une fois en trois femaines ou un mois, fur-tout en prenant du froid, ce malade étoit attaqué d'un friffon, de violentes douleurs dans le dos, qui s'étendoient jufqu'à la poitrine, & d'un vomiffement: avant tout cela, il avoit coutume d'uriner peu, non point par aucun embarras dans la Veffie, comme il le croit ; mais parce que l'urine ne couloit pas librement des reins. A la fin de l'accès, l'urine avoit un fédiment de couleur de caffé.

On lui donna plusieurs remedes, mais sans succès. Au bout d'environ trois ans, il prit les poudres de Mlle. *Stephens*, en buvant par dessus une espéce de Limonade. D'abord il en ressentit du mal dans le dos. Quelques semaines après avoir usé du remede, Mlle. *Stephens* lui conseilla d'aller en carosse, il y acquiesça, & environ deux jours après, il fut violemment malade, il jetta dans son urine une grande quantité de matiéres glaireuses, semblables à du blanc d'œuf; depuis ce tems-là il commença à se mieux porter, & il a toujours continué, quoiqu'il soit quelquefois sujet à de petites douleurs dans le dos.

Je fais ici mention de ce cas, non pas comme ayant précisément raport à la Pierre, mais parce que je ne veux rien omettre qui puisse découvrir la vraye nature & l'opération des remedes. Je crois qu'il en résulte que les poudres sont détersives, & que vraisemblablement elles ne sont point propres à engendrer la Pierre; on en pourroit conclure aussi qu'elles peuvent être données avec sûreté & même avec avantage dans les ulceres des reins.

C X I. C A S.

M. T o v v n e.

M. *Tovvne* avoit de fréquentes envies d'uriner, peine & difficulté en urinant, les urines sortant à plein jet s'arrétoient tout à coup, & il faisoit des urines sanguinolentes au moindre mouvement. Il fut examiné au printemps de 1737. à différentes fois par M. *Cheselden* & M. *Middleton*, qui tous deux lui trouvérent la Pierre. Alors il prit les remedes de Mlle. *Stephens*, pendant environ trente semaines. Il fut soulagé pendant quelque tems après les avoir pris, & jetta plusieurs morceaux de Pierre, dont deux étoient fort gros. Il fut examiné de nouveau par M. *Middleton* & M. *Havvkins* le 9. d'Octobre 1738. & on lui trouva encore la Pierre, quoiqu'il eût été très-libre plu-

fiéurs mois auparavant , & qu'il eût
fait plufieurs voyages fans douleur.
Voici ce qu'il dit lui-même dans une
lettre dattée du *6. Février* 1738-9.
Depuis que je fuis revenu de *Londres ,*
j'ai toujours été, Dieu merci, fort bien,
& n'ai reffenti aucune douleur : je bois
du lait & du miel tous les matins ,
& je vais à la chaffe une ou deux fois
par femaine , lorfque le tems le per-
met. Je rends encore une grande quantité de gravier rouge , qui m'incommode quelquefois un peu. Je fus hier
à cheval pendant près de huit heures affez durement, & je faifirai volontiers les occafions de continuer
cet exercice , puifque je trouve qu'il
me fait du bien.

C X I I. C A S.

M. MACKENZIE.

M. *Mackenzie* a eu des douleurs
avec chaleur, dans la region du
rein droit depuis environ un an &
demi. Il ne dormoit point , il avoit

souvent des glaires puantes dans ses urines, & il en rendoit quelquefois de couleur de caffé. Depuis environ deux ans, il avoit coutume de jetter des graviers rouges: il a pris les remedes de Mlle. *Stephens* pendant environ trois mois. La premiére quinzaine après les avoir commencés, il fut un peu soulagé, ses douleurs sont à présent moindres qu'elles étoient auparavant, & il dort fort bien; il y a une quantité considérable de sable, qui s'attache aux côtés du verre où on garde ses urines.

CXIII. CAS.

M. HARRYMAN.

ENviron un an avant de prendre les remedes de Mlle. *Stephens*, je commençai à sentir quelque dérangement dans ma vessie. Quand je m'étois promené un mille ou deux pour prendre l'air, j'avois de fréquentes envies d'uriner; l'urine que je rendois, étoit haute en couleur, ardente & douloureuse au paffage, ce qui généralement étoit accompagné de foibleffe, langueur, tenefme, & quelquefois de quelques évacuations en petite quantité & avec tourment. Après que j'eus pris pendant trois mois tout ce qui fut jugé convenable, dans les circonftances où je me trouvois, par quelques fameux Médecins, & que j'en eus été peu foulagé, on me perfuada d'avoir recours aux remedes de Mlle. *Stephens*, lefquels, après en avoir pris cinq jours, me jettérent dans de fréquentes envies d'uriner continuellement avec grande peine, chaleur & effort pour aller à la garderobe. D'ailleurs ils me rendirent très-foible & me donnérent la fievre. Cela continua pendant cinq jours, pendant lequel tems je ne pûs prendre les remedes; mais après cela me trouvant en fanté, j'en repris. Je continuai ainfi pendant trois ou quatre mois, les quittant quand j'étois malade, les reprenant quand j'étois mieux. Dans ces attaques qui me revenoient fort fouvent, mon urine repofée avoit une hypoftafe blanche, molle, muqueufe. Quelquefois il y avoit un fédiment graveleux aux côtés & au

R iiij

fond de l'urinal. Dans deux ou trois de ces paroxifmes, je jettai de petites bulles fanguinolentes, de l'urine fanguinolente de même, & prefque toujours de petites pellicules, & deux fois en différens tems, deux petits morceaux de Pierre, pas tout à fait fi gros que de petits grains de poivre.

Je crois que les remedes m'auroient mis tout à fait bien, fi j'avois pû les fuporter, mais ils étoient fi fort diuretiques que je ne pouvois les prendre, ni à grande ni à petite dofe. Depuis que je les ai quittés (une femaine avant Noël,) j'ai eu trois ou quatre des mêmes violens paroxifmes, avec foibleffe, urine fanguinolente, fortes envies d'aller à la garderobe, rendant peu à la fois, & autres fimptômes fâcheux.

La dofe que je prenois, fut d'abord une demie dragme de la poudre, quelquefois deux, quelquefois trois fois par jour, prefque un demi feptier de la décoction, qui étoit faite d'un quart de la boule, & une pinte d'eau avec des plantes. Après cela je n'en prenois qu'un fcrupule, & enfuite moins.

Le **17.** *Février* 1738-9. J. HARRYMAN.

CXIV. CAS.

M. GRAYDON.

Lettre dattée du 19. *Fevrier* 1738-9,

J'Eus l'été dernier une violente attaque de Gravelle ou de Pierre dans mes reins, laquelle continua avec grande douleur, pendant dix jours que je jettai six Pierres, dont la plus grosse étoit de la grosseur d'une grosse féve. Le mal que je souffris, me fit avoir recours à Mlle. *Stephens*, qui par les simptômes que je lui détaillai de ma maladie, jugea que mon cas n'étoit pas assez facheux pour avoir besoin de ses poudres ou de sa liqueur, mais que ses pillules suffiroient. Je commençai à les prendre au mois d'*Août*, quoiqu'alors je fusse parfaitement quitte de toutes douleurs, & que je ne fusse point menacé d'une nouvelle attaque. Le second jour je rendis une grande quantité de gros graviers rouges, sans la la moindre douleur ou embarras en urinant. Cette évacuation continuoit tous les jours, & me faisoit autant de plaisir que de surprise. En trois semaines, je sentis de la douleur dans mes reins comme auparavant, quoique pas si forte, & comme elle augmentoit un jour, je bûs sur les sept heures du soir une pinte de *Posset*, & je me couchai à dix heures ; je jettai une quantité incroyable de gravelle ou plutôt de Pierre, dont une étoit grosse comme un petit pois. Alors je me sentis aussi soulagé que jamais, & je resolus de prendre les pillules tous les soirs en me couchant, lesquelles, comme j'ai déja dit, n'ont jamais manqué de produire l'effet mentionné. Pour me confirmer dans mon opinion, j'omettois quelquefois d'en prendre le soir, & alors je rendois fort peu de gravier, mais en les répetant, l'évacuation ordinaire se faisoit.

Je pris les pillules de cette maniére pendant dix semaines jusqu'à ce que je ne rendisse plus de gravelle, alors mon urine devint claire comme de l'eau, & a continué de l'être jusqu'à ce jour. Je garde toujours quelques pillules, & tous les trois ou quatre jours, j'en prends dix pendant deux soirs de suite, mais je ne jette plus rien. Je vous laisse à juger, Monsieur, si les remedes ont fait sortir tout le gravier que je pouvois avoir. Si cela est, c'est pour moi une heureuse avanture, & je crois veritablement que tout le soulagement que j'ai reçu dans mes maux, est dû aux remedes de Mlle. *Stephens*. Je suis, &c.

ROB. GRAYDON.

Comme il ne paroît pas par les circonstances de cette observation, ni par aucune autre, que les remedes sont le gravier que l'on rend, il est probable qu'ils le chassent, & par conséquent qu'ils en auroient chassé davantage dans le cas présent, s'il y en avoit eu davantage.

CXV. CAS.

M. HARDWICK.

J'Etois fort affligé de la Gravelle & de la Pierre dans les reins. Je rendois des Pierres grosses comme des Pois & des Féves, j'en ai rendu une de la grosseur & de la figure d'une

Amande, & j'étois rarement fans douleur. Entendant parler du remede de
Mlle. *Stephens*, je fus à *Londres* dans la
réfolution de le prendre , & j'en pris
pendant trois mois fort régulierement. Quand je le prenois, je ne
fentois point de douleur , & je continuai d'être dans cet état pendant plufieurs mois après l'avoir quitté ; mais
j'ai eu quelques attaques depuis , pas fi
fortes qu'autrefois. Si j'euffe continué
de prendre le remede , je crois que
j'en aurois tiré plus de fruit , mais il
eft fort défagréable ; la dofe en eft fi
grande , & il en faut prendre fi fouvent ,
que je ne pus en prendre davantage.

Le 17. *Février* 1738-9.
G U I L L.　H A R D W I C K.

C X V I.　C A S.

M. M A C A R T N E Y.

J E commençai les remedes de Mlle.
Stephens au mois de *Mai* dernier ,
& je les continuai environ fix femaines.
Je m'en accommodois fort bien , mais
ils me caufoient tant de douleurs, &

les retours en étoient fi vifs , que je ne
pus pas me réfoudre à en prendre davantage. Je jettai alors une grande quantité de fable , & une fois un petit morceau d'une Pierre, il étoit fort mince, &
fembloit être une partie de l'écorce extérieure. Environ un an avant de prendre les remedes , j'avois les fimptômes
d'une Pierre dans les reins , ayant fouvent de la douleur, faifant des urines noirâtres, bourbeufes , & même fanguinolentes , pour peu que je fiffe d'exercice,
foit à cheval , foit en voiture : depuis
que j'ai quitté les remedes , j'ai été très-
foulagé. Je n'ai point fait d'exercice
bien confiderable , mais j'ai été quelquefois trois milles dans un caroffe aux
Dunes , & je n'ai point fait d'urines
fanguinolentes. J'ai grande raifon de
bien penfer fur ces remedes , en ayant
fenfiblement retiré du foulagement , &
j'ai une grande inclination à les reprendre , quoique je doute que je puiffe me
réfoudre à fuivre un regime fi dur & fi
défagréable , tant que je continuerai
d'être auffi bien que j'ai été jufqu'à
préfent. *Le* 17. *Février* 1738-9.

J A C Q. M A C A R T N E Y.

CXVII. CAS.

Mlle. FRANCIS.

MAdemoiselle *Francis* étoit tourmentée des simptômes de la Pierre, elle a pris les remedes de Mlle. *Stephens*, & elle en a été fort soulagée.

CXVIII. CAS*.

M. BINFORD.

M. *Binford* ayant été taillé de la Pierre à l'âge de dix ans, eut encore les simptômes de la même maladie il y a environ six ans. Un Chirurgien d'*Exeter* l'examina deux fois, par le moyen du doigt dans l'anus, & lui trou-

---

* Ce cas a été imprimé dans le Recueil publié en 1738.

va auſſi diſtinctement que cela eſt poſſible par ce moyen, une Pierre dans la
veſſie, qu'il crut être de la groſſeur
d'un œuf. M. *Binford* ſentit toutes les
deux fois des mouvemens de la Pierre
pouſſée par le doigt, & fit des urines
ſanguinolentes, après un de ces deux
examens. Il commença les remedes de
Mlle. *Stephens* vers le milieu du mois
d'*Août* 1737. & peu après il jetta avec
ſes urines quelques écailles blanches,
& une Gravelle molle, brune & cor-
rompuë; enſuite il jetta des écailles de
Pierre irrégulieres, d'une groſſeur conſiderable, & d'une telle épaiſſeur, que
l'on y comptoit depuis deux juſqu'à ſix
couches. Quelques-unes étoient brunes, recouvertes d'une matiere blanche. Vers le 30. de *Janvier* 1738. il
eut une retention d'urine, pour laquelle
M. *Havvkins* le ſonda, & lui trouva
dans la veſſie une Pierre qu'il préſuma
fort petite. Depuis, M. *Binford* jetta
pluſieurs morceaux de Pierre en différens tems; au mois de *Mars* 1738.
que cette obſervation a été écrite, il
ne ſentoit plus de douleur, & ſe trouvoit en état d'aller ſur le pavé en caroſſe.　　　*Le* 19. *Février* 1737-8.

Après cela M. *Binford* a jetté plufieurs morceaux , de l'un defquels en
particulier , il obferve dans une lettre
qu'il m'a écrite, *que c'étoit un grand mor-*
ceau de la Pierre , & qui lui parut être
partie du noyau. Elle paroiſſoit auſſi être
fort pourrie , poreuſe & de couleur d'é-
ponge ; elle avoit pluſieurs petites parties
blanches, qui ſembloient être pouſſées hors
des pores de la Pierre. M. *Binford* fe trouva alors parfaitement foulagé & en état
de faire toutes fortes d'exercices.

Dans une lettre qu'il m'a écrite
d'*Exeter* du 24. *Mai* 1738. on lit : J'ai
reçu votre lettre du 16. du courant ,
& ce matin j'ai engagé M. *Patch* à me
viſiter , comme vous le défirez ; il
m'a dit qu'il n'avoit point touché de
Pierre , ou chofe femblable , & il
croit véritablement qu'il en auroit fenti
s'il étoit refté quelque chofe dans ma
veſſie , parce qu'il l'avoit touché fi parfaitement autrefois,& qu'elle étoit prefque auſſi longue que fon doigt. Sur
cela & vû ce que j'ai rendu , il m'a
convaincu que j'étois guéri , quoiqu'il
n'en crût rien avant que je fortiſſe. Je
ferois fort aife que cela puiſſe vous
être utile pour fatisfaire ceux qui trouvent

vent cela fi difficile à croire. J'étois
moi - même fort content auparavant,
n'ayant pas reffenti le moindre inconvénient de mon voyage ici , (quoique
je vinfle de *Briftol* affez vîte fur un cheval qui avoit le trot rude) & je continuë d'être parfaitement bien depuis que
j'ai été ici.

Dans une autre lettre du 17. *Février* 1738-9. il dit qu'il continuë d'ê-
tre très-bien, & libre de toute fouffran-
ce , & qu'il n'a jamais jetté d'écailles
ni chofes femblables avant de prendre
les remedes de Mlle. *Stephens* , ni depuis. Il n'eft donc pas vraifemblable
que cette décharge fe foit faite par pur
accident , & il n'y a aucune preuve
dans ce cas d'une vertu d'engendrer la
Pierre , mais bien le contraire ; on n'a
qu'à confiderer la chofe impartialement.

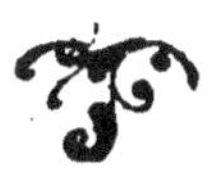

CXIX. CAS.

Mlle. COLLIER.

MAdemoiselle *Collier* a eu quelques douleurs attribuées à une Pierre dans les reins pendant plusieurs années ; elle a pris les remedes de Mlle. *Stephens* pendant long-tems, mais avec de fréquentes intermissions, & elle se trouve toujours mieux, quand elle en prend.

CXX. CAS.

M. TUNIMAN.

M. *Tuniman* étoit sujet à des douleurs dans le dos, avec des coliques depuis quelque tems, mais il n'avoit point d'autre indisposition, ni de vomissement. Il jettoit du gravier & des Pierres graveleuses fort souvent. Il prit les remedes de Mlle. *Stephens*, il rendit des morceaux de quelques couches dures d'une Pierre, & se trouva beaucoup mieux. Il les quitta après en avoir usé onze mois, voyant qu'il ne sortoit plus de Pierre ; mais depuis peu ses douleurs ont augmenté.

CXXI. CAS.

M. ROBINSON.

M. *Robinson*, âgé de 39. ans, fut fort affligé de la goute pendant quelques années, & ne recevant de soulagement d'aucun remede qu'il eût pris, il eut envie d'essayer les remedes de Mlle. *Stephens* ; il en prit pendant trois mois, & la plûpart de ce tems son urine sentoit extrèmement fort, & déposoit un sédiment considerable. Alors il quitta les remedes, ne s'en trouvant ni bien ni mal.

CXXII. CAS*.

M. DAUBUZ.

M. *Daubuz* a été sujet à jetter du gravier depuis long - tems , & avoit environ dix mois les maux dont voici le détail. Douleur le long de l'uretre , & au col de la veſſie , ſur-tout lorſqu'il ſe promenoit beaucoup , ou qu'il alloit en caroſſe ; douleurs violentes & difficultés en urinant ; rétentions ſubites fort ſouvent ; urines ſanguinolentes , pour peu qu'il fît de mouvement ; effort pour aller à la ſelle. Il commença les remedes de Mlle. *Stephens* la premiere ſemaine du mois d'*Août* dernier, alors ſes urines étoient troubles , lorſqu'il les faiſoit , & il jetta une grande quantité de gravier rouge ; il fut beaucoup mieux dans un mois ; il fut quitte de toutes douleurs en ſix ſemaines , & ſon urine ceſſa d'être trouble, quoiqu'il continuât encore l'uſage des remedes. Il les quitta au mois d'*Octobre* , ayant jetté trois peti-

---

* Ce Cas a déja paru en 1738. dans le premier Recueil du Docteur *Hartley*.

tes Pierres, deux plattes & une ronde, un peu avant ceci, & il s'eſt toujours bien porté depuis.

Le 16. Février 1737-8.

M. *Daubuz* continua d'être bien juſqu'au mois d'*Octobre* dernier, qu'il commença d'avoir de la douleur & des urines ſanglantes, lorſqu'il alloit dans ſon caroſſe. Alors il prit les pillules de Mlle. *Stephens*, quinze dans un jour, & fut ſoulagé. Elles ont ſemblé exciter un accès de colique, depuis lequel il a été beaucoup mieux ; l'urine après cela eſt devenue épaiſſe, & lui a continué d'être ſi bien, que s'il ſçavoit n'avoir plus d'attaque, il ne prendroit plus des remedes.

CXXIII. CAS.

M. HARTLEY.

M. Hartley, *Auteur de cet Ouvra-ge, dit dans un Avertiſſement mis à la tête des Obſervations imprimées en 1738. qu'il y avoit alors plus d'un an qu'il avoit eu les ſimptômes ordinaires de la*

Pierre dans la veſſie, avec quelque ſoup-
çon de la Pierre dans les reins ; que cela
l'avoit rendu attentif à ce que l'on diſoit
des remedes de Mlle. Stephens, &
qu'ayant fait ſur cela des recherches
particulieres, il avoit été encouragé à
les eſſayer. Lorſqu'il écrivoit ceci, il ne
pouvoit encore dire autre choſe de l'effet
de ces remedes ſur lui-même, ſinon que
depuis qu'il en uſoit, il avoit jetté plu-
ſieurs morceaux angulaires de Pierre, aſ-
ſez mols pour ſe laiſſer écraſer aiſément.
Il les continuoit pour lors, & il promet-
toit de publier ce qui le regarde, s'il
croyoit que la choſe fût d'aſſez grande
importance.

Voici le détail qu'il donne de toute ſa
maladie dans le Recueil de 1739.

Au commencement de 1736. bu-
vant les Eaux de *Bath*, j'eus de la douleur dans la région des deux reins, &
dans un voyage que je fis à cheval de
Bath à *Londres*, j'eus des picotemens
au col de la veſſie, avec difficulté d'u-
riner. Dans l'Eté de 1736. en bûvant
les Eaux de *Turbridge*, j'eus auſſi quelques maux ſemblables, dont je ne me
reſſouviens pas bien. A la fin de l'an-

née 1736. j'eus plusieurs attaques de douleur dans le côté droit , avec difficulté d'uriner & picotement au col de la vessie. Au commencement de l'année 1737. je commençai à ressentir un grand embarras au col de la vessie, dans l'uretre & dans le gland , & à rendre des urines sanguinolentes au moindre mouvement. Mon urine sortant à plein jet , étoit souvent arrêtée , & en la rendant j'avois une irritation à l'anus. Je fus examiné par M. *Cheselden* , qui ne me trouva point de Pierre. Cependant comme mes maux continuoient, & paroissoient être les vrais simptômes d'une Pierre dans la vessie , je commençai les remedes de Mlle. *Stephens* le 7. *Mai* 1737. m'étant informé de quelques faits qui me les firent juger efficaces & sans danger. Je les ai toujours pris depuis avec la plus grande régularité , & j'en ai ressenti les effets suivans. Dans le commencement que je les prenois , mes urines me parurent plus ardentes qu'à l'ordinaire ; elles avoient une odeur volatile putride ; elles étoient troubles & blanchâtres , si-tôt qu'elles étoient renduës ; elles fermentoient avec différens acides mineraux & ve-

getaux , & elles dépofoient un fédiment blanc & péfant : tout cela s'eft
foutenu avec les mêmes apparences
jufqu'à préfent , tantôt plus , tantôt
moins. Je jette auffi par fois des morceaux angulaires de Pierre, de la groffeur d'une tête d'épingle , la plûpart
blancs & pourris, quelques-uns bruns; &
durs. J'ai fort fouvent jetté de petits
graviers blancs , pourris & angulaires ,
que je ne crois differer des morceaux
blancs que par la grandeur. J'ai lieu de
juger que les uns & les autres font également l'effet du remede, parce que je n'ai
rien vû de femblable dans mon urine ,
avant de les prendre , quoique je l'euffe
obfervé foigneufement pendant trois
mois auparavant. Environ fix femaines
après avoir commencé les remedes, j'eus
une douleur très-violente dans le côté
gauche, qui me parut caufée par la def-
cente d'une Pierre dans l'uretere gauche,
& le jour fuivant, je jettai deux morceaux
angulaires de Pierre , qui n'étoient pas
fort durs. Après cela j'eus plufieurs autres retours de la même efpéce , feulement plus moderés , & après la plûpart
je jettois des morceaux de Pierre; mais
je n'ai point fenti de mal dans ce rein
pendant

pendant huit ou dix mois. Quant au rein droit où étoient mes maux, à la fin de l'année 1736. j'y ai de tems en tems une douleur legere & momentanée en me baiſſant ou me relevant, mais point de péſanteur ni de chaleur. En *Octobre* 1737. je fus examiné une ſeconde fois par M. *Havvkins*, qui ne me trouva point de Pierre. En *Juillet* 1738. je fus examiné une troiſiéme fois par M. *Havvkins*, avec une fort groſſe ſonde, & dans un tems où ma veſſie (qui étoit vuide, lors des deux premiers examens) étoit pleine. Il ſentit une Pierre quand la ſonde fut pouſſée dans la veſſie, auſſi loin que le manche pût le permettre, mais il ne la ſentit plus quand il retiroit la ſonde. Environ une ſemaine après cet examen, je jettai pluſieurs écailles de Pierre, larges & minces, leſquelles étoient brunes d'abord, & devenoient blanches enſuite. Elles étoient dures, & cependant faciles à rompre ; quelques - unes avoient des couches diſtinctes. Et quoique je fuſſe entierement convaincu par l'examen précédent que j'avois une Pierre, je déſirai cependant que M. *Havvkins* m'examinât une quatriéme fois, ce

T

qu'il fit le 28. d'*Acût* , & il trouva la Pierre avec les mêmes circonſtances déja rapportées. A la fin d'*Octobre* & au commencement de *Novembre* dernier , je jettai plus d'écailles : elles étoient de la même eſpéce , ſeulement plus épaiſſes ; elles ſembloient être plus fragiles & deſſechées ; elles péſoient environ dix grains. J'eus alors de grandes douleurs en urinant pendant environ trois ſemaines , avec de fréquens picotemens & embarras au col de la veſſie. Je jettai un peu plus d'écailles au mois de *Décembre* dernier , mais ſans augmentation de douleur.

Quant à mes maux, ils ont continué d'être à peu près les mêmes que pendant les trois mois qui ont précédé l'uſage des remedes; mais d'ailleurs je ſuis mieux depuis que je les prends. J'ai obſervé depuis quelque tems que j'ai fort rarement des embarras en urinant , quand je plie mon corps en devant , peut être eût-ce été la même choſe auparavant, ſi je l'euſſe eſſayé. Je me ſuis auſſi rappellé depuis peu divers petits maux , qui me font croire que je puis avoir la Pierre depuis douze ou quatorze ans.

Je donne toutes les particularités de mon hiſtoire pour la ſatisfaction du Public , de façon qu'il paroiſſe qu'on peut faire plus de fonds ſur cette obſervation en particulier , que ſur une obſervation qui ſeroit rapportée trop ſimplement dans un auſſi grand nombre. Il me paroît que les remedes diminuent peu à peu la Pierre dans ma veſſie , quoique plus lentement que dans la plûpart des autres cas , & comme ma perſéverance doit convaincre de ma ſincerité tous mes compagnons de douleur , je ſouhaite pour l'amour d'eux , auſſi-bien que pour moi , qu'il ſoit prouvé que je ne me ſuis pas trompé.

Le 20. Février 1738-9.

CXXIV. CAS.

Mlle. BROWN.

MAdemoiſelle *Brown* a été attaquée d'une violente douleur dans le dos , avec d'autres ſimptômes de la Gravelle pendant ſix mois entiers. Elle a pris une grande quantité de remedes

fans fuccès , & par la continuité des
douleurs elle fut réduite à un extrême
abbatement. Elle commença les remedes de Mlle. *Stephens* au mois d'*Avril*
1737. & les a continués trois mois ;
pendant ce tems-là , elle a été tout-à-
fait délivrée de fon mal , & elle eft
auffi bien qu'elle ait jamais été de fa
vie.

CXXV. CAS.

M. Barrow.

M. *Barrovv* , âgé de 62. ans , a eu
les fimptômes de la Pierre & de
la Gravelle depuis environ 30. ans. En
dernier lieu il a été fort tourmenté de
douleurs violentes , avec effort au col
de la veffie , & de fi fréquentes envies
d'uriner , que depuis quelque tems il
n'étoit pas en état de faire fes affaires ,
& lorfqu'il fe promenoit, il rendoit des
urines fanguinolentes. Il fut examiné
au commencement de *Janvier* 1738-9.
par M. *Havvkins* , qui lui trouva une
Pierre dans la veffie. Il commença les

remedes de Mlle. *Stephens* dans le même mois : ils augmenterent d'abord fa douleur ; mais dans une quinzaine de jours, ils chafferent une grande quantité de fable noir , environ de la groffeur de la graine de Moutarde. Cela a continué trois ou quatre jours , après quoi il s'eft trouvé foulagé. Il a depuis plufieurs fois jetté du gravier & du fable, & il a encore les mêmes fimptômes , quoique moins forts , car il peut travailler & aller jufqu'à *Hampftead* fans aucun inconvénient.

CXXVI. CAS.

M. GARDINER.

M. *Gardiner* eft âgé de 60. ans , & a eu depuis environ fix ans les fimptômes d'une Pierre dans la veffie. Ces derniers mois, il a eu de fi fréquentes envies d'uriner , qu'il ne pouvoit pas refter tranquille dans fon lit cinq minutes de fuite. Il faifoit auffi des efforts pour aller à la garderobe , & rendoit des urines fanguinolentes , s'il

marchoit beaucoup ou à pied ou à cheval. Il fut examiné le 30. de *Décembre*
dernier par M. *Nourſe*, qui lui trouva
une Pierre dans la veſſie, & le ſecond
de *Janvier* il commença les remedes de
Mlle. *Stephens*. D'abord ils augmenterent ſa douleur, mais avant qu'il en
eût pris un mois, il fut fort ſoulagé,
& depuis, il a été juſqu'à la *Bourſe*
ſans faire des urines ſanguinolentes &
ſans aucun autre inconvénient. Il peut
paſſer une nuit entiere ſans avoir beſoin d'uriner. Il continuë les remedes,
& outre un ſédiment nebuleux qui eſt
dans ſes urines, il rend encore une
quantité conſiderable de ſable, ſemblable pour la forme & la couleur au
ſable ordinaire *.

---

* M. *Hartley* a mandé à M. *Cantvvell* Medecin de l'Ambaſſade d'*Angleterre à Paris*
dans une Lettre du 4. Octobre 1739. V. St.
que M. *Gardiner* eſt depuis peu entierement
guéri, qu'il a rendu un grand nombre de
morceaux de Pierre, & qu'il a été ſondé
avec beaucoup d'attention, ſans qu'on lui ait
trouvé de Pierre.

CXXVII. CAS.

M. Palmer.

DEpuis deux ans ou plus , j'eus quatre ou cinq attaques de Pierre dans les reins , & je vis le Docteur *Wadsworth* , qui jugea que c'étoit la colique: Depuis peu j'en ai eu une nouvelle attaque, & quand elle fut presque passée, je fus avec un ami à la Taverne, où j'eus cinq ou six envies d'uriner avec douleur , enfin je sentis que quelque chose étoit sorti , puis j'urinai librement. Je regardai dans le pot , & j'y trouvai une Pierre grosse comme un Pois. Peu après j'en jettai cinq ou six environ de la même grosseur , après quoi je ne pûs retenir mon urine ; pendant environ six mois , je la rendois sans cesse involontairement, étant continuellement moüillé, & faisant des efforts presque continuels pour uriner avec douleur ; étant si incommodé , & entendant parler du remede de Mlle. *Stephens* , (il y eut un an à Noël

T iiij

dernier) je vins à *Mortlake* , j'en pris pendant dix jours : je fus enfuite à *Londres* pendant trois ou quatre jours , & j'en repris encore dix jours. Je trouvai pendant quatre ou cinq jours que cela poufloit fort mes urines , & fans douleur ; après cela , & toujours depuis , j'ai fort bien gardé mes urines , & j'ai été en bon état. J'ai feulement trouvé trois ou quatre fois depuis , que quand j'ai fait cinq ou fix milles, cela me caufe des efforts pour uriner , & mon urine fort involontairement pendant deux jours , mais le repos me guérit. Je puis aller deux ou trois milles fans me faire de mal. Je n'ai point pris le remede depuis que je me porte bien. Je ne rendis point de Pierre , mais une efpéce de matiere graveleufe.

Le 20. Février 1738-9. SAM. PALMER.

CXXVIII. CAS.

M. MORAN.

JE n'ai pris que quelques dofes du remede de Mlle. *Stephens* , par lefquelles j'ai été foulagé d'abord des maux aufquels j'étois fujet auparavant. Comme ils font caufés par la Gravelle, ou plus probablement par la Pierre, je ne doute pas d'être guéri complettement, après que j'aurai pris une quantité de cet excellent remede, proportionnée à l'obftination de mon mal.

Le 16. *Février* 1738-9. J. MORAN.

CXXIX. CAS.

M. BULL.

DEpuis que j'ai pris les remedes de Mlle. *Stephens*, j'ai jetté une grande quantité de Gravelle, & deux Pierres raboteufes & blanchâtres, & j'ai toujours été mieux depuis.

Le 18. *Février* 1738-9. JOS. BULL.

CXXX. CAS.

M. BRINCKMANN.

M. *Brinckmann* a été fort incommodé de douleurs dans le dos, fréquentes irritations pour uriner & cuissons. Il a quelquefois jetté de la gravelle & des glaires. Son urine sortant à plein jet, s'arrêtoit tout à coup, & il sentoit des envies d'aller à la garderobe quand il urinoit ; cependant il pouvoit aller en carosse, jusqu'à ce qu'en dernier lieu, il fit des urines sanguinolentes, & ne put pas le soutenir davantage. Comme ses accès étoient devenus depuis quelque tems au point qu'il ne reposoit ni jour ni nuit, il résolut de faire usage des remedes de Mlle. *Stephens*, & il en a pris depuis environ cinq mois. Les trois ou quatre premiers jours, il souffrit beaucoup de l'acreté de l'urine, mais il a toujours eu depuis beaucoup moins de douleur, il urine plus aisément, & son urine ne s'arrête plus. Les envies

d'aller à la garderobe, lorsqu'il urine,
font auffi moindres, il jette toutes les
nuits avec fon urine beaucoup de glaires, & les verres dans lefquels elle eft
gardée, ont leurs parois incruftés de
fable. Il a auffi jetté quelquefois de petits morceaux raboteux, folides, blanchâtres, d'une matiere dure.

Il fent fouvent une péfanteur, avec
un affaiffement & une chaleur brûlante
dans l'eftomac, fur-tout fur le foir ;
ce qu'il avoit cependant eu dans une
grande violence avant de prendre les
remedes. Après tout il eft confiderablement foulagé de fes fimptômes ; il
a bon appetit, & n'eft point malade ;
mais il fent toujours que fes reins ne
font pas abfolument nets, ayant de
tems en tems des douleurs dans le dos,
avec des irritations pour uriner & des
douleurs.

Le 22. Février 1738-9.

CXXXI. CAS.

Le Docteur KIRKPATRICK.

» NOus passerons ici l'observation
» du Docteur *Kirkpatrick*, parce
» qu'il a publié l'histoire du succès que
» les remedes de Mlle. *Stephens* ont eu
» sur lui, dans un petit Ouvrage impri-
» mé à *Belfast* en *Irlande*, 61. pages *in-*
» *8°*. dont on a vû la traduction à la
» fin du tome précedent.

CXXXII. CAS.

M. JAMES,

VErs la fin de l'année 1734. je
trouvai qu'en allant à cheval au
trot vingt ou trente milles , j'étois sujet à faire des urines mêlées de sang ou
d'une couleur de sang noirâtre. Sur cela
& sur les douleurs qui suivirent , je fus
obligé de n'aller que peu à cheval &

fort doucement. Je ne pouvois aller en caroſſe ſur le pavé, ſans éprouver le même déſordre, & l'Eté d'enſuite, ce n'étoit qu'avec peine que je pouvois aller de *Greenwich* à *Lambeth*, menant doucement une chaiſe à un cheval; & je ne pouvois pas me promener un de-mi mille, ſans douleur & ſans de grandes incommodités. Pour lors j'appréhen-dai fort d'avoir la Pierre, & il me ſem-bloit même ſentir qu'elle croiſſoit dans ma veſſie; en me promenant ſur-tout, ſi je faiſois de plus grandes enjambées qu'à l'ordinaire, je ſentois qu'elles me bleſſoient. Cela ne m'incommoda pas d'abord, mais vers l'année 1735. & toute l'année 1736. j'eus par fois de grandes douleurs. Pendant tout ce tems, je continuai à prendre tous les meil-leurs remedes conſeillés en pareil cas; & avec la tempérance & l'abſtinence que j'y joignis, je crois que j'empêchai la Pierre de groſſir auſſi fort qu'elle au-roit pû faire ſans cela.

Cependant en marchant un peu, ou faiſant plus de mouvement qu'à l'ordi-naire, ma douleur revenoit, & conti-nuoit pendant quelques jours, avec grande ardeur, & un beſoin preſque continuel d'uriner , l'urine venant en fort petite quantité à la fois , & avec beaucoup de douleur. Quand j'urinois plus librement, dans l'intervale des attaques , l'urine séjournant vingt-quatre heures , produisoit aux parois du pot de chambre une croute , telle qu'à peine pouvoit-on l'ôter en le recurant avec du sable. Alors la Pierre devenue plus grosse me devint si incommode , que non - seulement elle me blessoit de plus en plus au moindre mouvement , mais même me faisoit douleur, quand je m'asseyois , ou que je me baissois ; ce qui m'arrivoit même en dernier lieu en me couchant , de façon que j'étois souvent obligé de mettre un petit oreiller entre mes genoux.

Au mois de *Mars* 1737. je commençai à prendre les remedes de Mlle. *Stephens*, & je les continuai fort régulierement pendant environ trois mois. Les huit ou dix premiers jours, ils augmenterent beaucoup mes douleurs , c'est-à-dire que je commençai à en ressentir environ le troisiéme jour après les avoir pris ; elles augmenterent jusqu'au six ou au sept , & ensuite elles diminuerent par dégrés

jusqu'au neuf ou au dix : après cela
pendant tout le tems que je les pris , je
ne sentis point de douleur du tout , &
je n'en eus point en urinant,quoiqu'au-
bout d'un mois ou six semaines ,
je m'hazardai à faire plus d'exercice que je n'en avois fait pendant plusieurs mois auparavant.

Je n'ai pû découvrir si j'ai jetté quelques morceaux ou fragmens de Pierre ,
mais après fort peu de tems,mon urine
avoit souvent au fond un sédiment
blanc, semblable à de la fleur de farine,
lequel faisant une espéce de pâte , lorsqu'il étoit amassé & exposé au So-
leil, ou à un air chaud , se changeoit en
une espéce de substance pierreuse. Cela étoit si impalpable , que cela ne me
causoit point de douleur en le jettant.
Enfin je me trouvai si soulagé , & j'é-
tois si bien que je fus en état de faire en
chaise un voyage de 30. ou 40. milles;
d'où je conclus que le danger étoit dis-
sipé , & comme la liqueur me fatiguoit
à cause de la peine de la faire venir de
Londres, & de la chaleur de la saison , je
quittai les remedes,contre l'avis de Mlle
Stephens , qui me dit que la Pierre n'é-
toit point toute sortie. Je pris de tems

en tems de l'huile & du miel battus enfemble, de l'eau d'orge avec de la gom-
me arabique , & chofes femblables ,
moyennant quoi je fus exempt de douleurs pendant environ un an ; mais j'appréhendois toujours la Pierre. Enfin
faifant au mois d'*Août* dernier dans une
chaife, un voyage d'environ trente milles à la campagne , mes premieres douleurs revinrent , & je les fentis par accès pendant fix ou huit jours. A la fuite j'eus une fuppreffion totale d'urine ,
caufée par une Pierre , qui avoit bou-
ché le col de la veffie fi parfaitement ,
que pendant dix-huit ou vingt heures
je ne pus faire une goute d'eau , quoique tous les quarts d'heures , j'en euffe
envie, avec de grandes douleurs. Après
de violens efforts & avoir pris beaucoup d'huile & de miel avec du vin
blanc, du petit lait , & du thé de mauve , le tout adouci avec du miel, la pierre paffa le col de la veffie , & s'arrêta
dans l'uretre. Alors mes douleurs furent un peu diminuées ; mais je ne pouvois encore faire une goute d'eau qu'a-
vec de fréquens efforts , au moyen defquels je forçai la Pierre à paffer , & un
petit bout d'environ la huitiéme partie
d'un

d'un pouce fortit au-delà du gland.
J'eus recours à un excellent Chirurgien, (M. *Jean Thorp*) qui venant chez
moi de grand matin , quelques heures
après que la Pierre eut ainfi paru au dehors, en prit le petit bout avec fes pin-
cettes , & portant une fonde un peu
crochuë derriere la tira , fans être
obligé de faire incifion. La Pierre
étoit de la figure de l'amande d'une
Aveline & auffi unie , mefurée en rond
elle avoit un pouce trois quarts dans
un fens , & un pouce & un huitiéme
dans l'autre ; cela ne fut fuivi ni de fievre ni d'aucun mauvais fimptôme, mais
en moins d'un mois de tems , étant revenu à *Greenvvich* au commencement
de *Septembre* dernier , je recommençai
à prendre les remedes de Mlle. *Stephens*,
appréhendant d'avoir encore une autre
Pierre. Pendant les huit ou dix premiers jours , j'eus autant , ou même
plus de douleur que lorfque je commençai de les prendre en 1737. mais
elles fe diffiperent , & j'ai toujours pris
depuis les remedes fort conftamment ,
fans fentir de douleur en urinant , ou
en d'autres tems. Depuis que je les
prends , j'ai jetté une grande quantité

V

d'une efpéce de pâte molle , (que je
trouve en filtrant mon urine) ordinairement blanche ; mais pendant le premier mois ou fix femaines , après m'ê-
tre remué ou promené , elle étoit quelquefois rougeâtre : ce que Mlle. *Stephens* attribuoit aux Pierres qui exco-
rioient quelques parties de la veffie ,
de façon qu'il pouvoit fe mêler un peu
de fang avec le fédiment. A préfent
je ne fens ni douleur ni embarras en
urinant , ni incommodité en me couchant & m'affeyant , ou en allant en
chaife fur le pavé , autant que j'en ai
eu l'occafion. Je me confole moi-même dans l'efpérance d'être encore en
état de monter à cheval , ce que je
n'ai point fait depuis trois ans paffés ,
& comme en failant la liqueur chez
moi , il me paroît qu'elle eft moins
dégoutante , je me propofe , s'il plaît
à Dieu , de continuer l'ufage des remedes , jufqu'à ce que la diffolution
foit entiere , ce dont je n'ai aucune
raifon de douter par la benediction de
Dieu fur ces remedes , & par l'expérience que j'ai de leur efficacité. Je
crois qu'il eft encore à propos de dire
que la Pierre que j'ai jettée , paroît par

ce qui en reſte au dehors , avoir eu auparavant quelques couches blanchâtres , ou quelques écailles extérieures, devenuës blanches par les remedes que j'ai pris auparavant ; mais on ne peut pas croire que cela fut bien avancé dans le tems que j'ai quitté les remedes , il y a environ un an & trois mois. J'ai auſſi obſervé que quoique le ſédiment de mon urine fut ſujet à laiſſer une matiere pierreuſe attachée aux parois du pot de chambre (comme je l'ai dit) quand je ne prenois pas les remedes , cependant lorſque je les prends , il n'y a rien de ſemblable ; l'urine elle-même ſera plus en état de diſſoudre & de détacher ces incruſtations , ſi par accident on en trouve dans les vaiſſeaux dont d'autres ſe ſervent.

Le 22. Février 1738-9. JEAN JAMES.

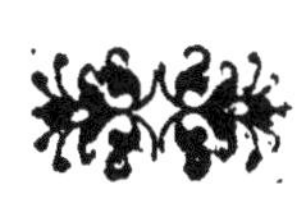

CXXXIII. CAS.

M. LEDIARD le Fils.

Cette observation & les deux suivantes sont communiquées par M. James.

M. *Lediard* le fils , âgé d'environ quatorze ans , après avoir été fondé , & qu'on lui eut trouvé la Pierre , prit les remedes de Mlle. *Stephens* pendant environ deux ou trois mois , mais son estomac ne lui permit pas d'en prendre plus de deux fois par jour , & je crois même qu'il ne les a pas pris fort régulierement. Cependant il a jetté quelquefois un sédiment blanc avec son urine , lequel étant reposé étoit semblable à de la fleur de farine , réduite en une pâte claire. Les chaleurs étant venuës , & la liqueur étant apportée de *Londres* , elle s'épaississoit si fort que l'enfant n'en put pas prendre davantage. Vers le mois de *Mai* 1737. il quitta tout-à-fait les remedes, & devint de plus mal en plus mal jusqu'au mois de *Septembre* dernier qu'il fut taillé par M. *Sharp* , qui lui tira une Pierre fort grosse & raboteuse , pésant une once & demie.

CXXXIV. CAS.

M. P y m.

J'Ai vû M. *Pym* , qui m'a dit qu'il avoit commencé les remedes depuis quelques jours , mais comme il a trouvé qu'ils augmentoient ses douleurs plûtôt que de les diminuer , qu'il est d'ailleurs fort âgé , & que son estomac est fort foible , il les a quittés , sans en avoir reçu de soulagement sensible.

CXXXV. CAS.

M. PILKINGTON.

M. *Pilkington* prenoit les remedes en même-tems que moi , & les a continués deux ou trois mois , mais

pas fort régulierement , car il les dif-
continuoit de tems en tems quand il
fentoit de grandes douleurs , ou qu'il
trouvoit fon eftomac foible. Il m'a dit
que lorfqu'il les prenoit , il trouvoit
de tems en tems qu'ils lui faifoient du
bien , mais peu de tems après fes douleurs revinrent , & il changea d'opinion.

CXXXVI. CAS.

M. SLOPER.

J'Etois dérangé depuis un tems confidérable , & fort mal depuis deux
ou trois mois , ayant une groffe Pierre
& quelques petites dans mes reins , &
étant fujet à de violens vomiffemens.
J'étois prefque épuifé , mais ayant ufé
des remedes de Mlle. *Stephens* environ
quinze jours , je me fuis trouvé mieux,
ma fanté fe rétabliffoit à proportion
que je les continuois. Je n'ai jetté ni
Pierre ni morceaux de Pierre , mais j'ai
obfervé que mon urine étoit quelquefois rougeâtre. Je ne puis pas dire que

je n'aye aucun reste de mal , mais celui que j'ai, m'incommode fort peu, n'ayant point l'estomac dérangé , mes forces étant rétablies , & mes chairs étant revenuës.

Le 21. *Février* 1738-9. SAM. SLOPER.

CXXXVII. CAS.

M. LEVI.

M. *Levi* a été incommodé d'une douleur en urinant depuis son enfance , & au moindre mouvement qu'il faisoit. Il fut sondé il y a quelques années , & on convint qu'il avoit la Pierre. Il prit les remedes de Mlle. *Stephens* pendant cinq mois , & s'est trouvé un peu soulagé durant ce tems-là , quoiqu'il n'ait rien rendu. La couleur & le sédiment de son urine étoient comme auparavant. Il auroit volontiers continué les remedes , mais son estomac n'en pouvoit supporter la quantité.

CXXXVIII. CAS.

M. CAREW.

J'Ai pris de la liqueur pendant six semaines, & ensuite j'ai jetté une grol-
se Pierre, qui avoit environ un pouce,
& qui étoit unie comme si elle eût été
polie ; mais j'ai rendu différentes Pierres & de fort grosses avant de prendre
les remedes. Je suis actuellement tourmenté par une autre, dont je ne puis
me délivrer. Mes Pierres sont de la nature d'un sable rouge, mais fort dur.
Le 14. *Février* 1738-9. T. CAREW.

CXXXIX. CAS.

M. HEAD.

J'Ai été trente ans incommodé de
la Pierre & de la Gravelle ; mais
un an avant de prendre les remedes de Mlle. *Stephens* , je n'en rendis
point,

point, ce qui me chagrinoit beaucoup. Je ne pouvois aller ni à cheval ni en carosse, ni me promener sans de grandes douleurs, & sans faire des urines sanguinolentes. Je fus à *Londres* au mois de *Novembre* 1737. dans le dessein de me faire tailler. Je fus sondé par M. *Cheselden*, qui m'assura que j'avois une Pierre dans la vessie, qu'il ne croyoit point grosse, & que je pouvois être taillé en sûreté ; mais entendant dire que plusieurs avoient reçu de grands soulagemens des remedes de Mlle. *Stephens*, j'y eus recours, & je les commençai en *Décembre* 1737. Pendant dix ou douze semaines, ils me firent de grandes douleurs, jour & nuit, mais ensuite je fus soulagé, & je fus bientôt en état d'aller en carosse sur le pavé, sans beaucoup de mal. Avant de prendre les remedes, j'avois jetté de gros morceaux de Gravelle, mais ce que j'ai rendu depuis, étoit plus petit & plus mol. J'urine à plein canal, & je rends un sédiment blanc. Je suis beaucoup mieux à tous égards depuis que j'ai pris les remedes, quoique pas si bien que j'étois 1 y a six mois, ayant souvent envie d'uriner. Je puis à pré-

X

sent aller ou à pied ou à cheval sans inconvénient.

Le 22. Février 1738-9. J. HEAD.

***

C X L. C A S.

Mlle. MATTHEWS.

MAdemoiselle *Matthevvs* a été su-
jette à une violente douleur dans
le dos depuis environ 20. ans, & a
souvent rendu de petites Pierres, grosses comme des Féves. De plus, elle
a depuis quelques années appréhendé
d'avoir un ulcere dans le rein droit, à
cause d'une douleur aiguë, qu'elle y res-
sent, & parce qu'avec son urine, elle
rend une matiere glaireuse, de couleur bigarée. Elle a pris les remedes de
Mlle. *Stephens* l'Eté dernier pendant dix
semaines, mais les trouvant trop forts,
& voyant qu'ils augmentoient sa douleur, elle les a quittés, & elle se trouve comme elle étoit auparavant.

CXLI. CAS.

Mlle. P y m.

MAdemoiselle *Pym* étoit depuis un an si tourmentée d'un mal dans le dos & dans le côté , qu'elle ne pouvoit se pancher ou se tourner dans son lit sans de violentes douleurs. Elle n'a jamais de sa connoissance rendu de gravier ni de Pierre , & elle n'avoit point eu aucune retention d'urine ; néanmoins plusieurs personnes , dont elle prit conseil , crurent qu'elle avoit une Pierre dans les reins , en conséquence de quoi (ayant essayé un grand nombre de remedes sans succès) elle a pris les remedes de Mlle. *Stephens* depuis huit semaines. D'abord ils ont augmenté sa douleur , & l'ont renduë malade , mais à présent elle commence à mieux s'en accommoder ; elle se trouve plus soulagée qu'avant de les commencer. Il y a toujours dans son urine une grande quantité de sédiment épais.

CXLII. CAS.

M. WILLIAMS.

AYant été depuis vingt ans fort tourmenté de gravier rouge & de douleur dans le dos, (fur-tout dans le rein droit) j'ai eu l'honneur d'accompagner fouvent mon ami & mon voifin M. *Carteret*, dans le tems des grands maux qu'il a reffentis de la Pierre, & j'ai eu le plaifir d'obferver journellement les bons effets que les remedes de Mlle. *Stephens* ont eu fur lui. Sur cet encouragement, je réfolus de prendre moi-même ces remedes pour diffiper l'incommodité conftante que j'avois dans le dos, & détourner les fueurs exceffives aufquelles j'étois fujet, (que j'appréhendois être caufées par la Gravelle) & qui m'avoient maigri exceffivement. Je pris les poudres & la liqueur, d'abord trois fois feulement dans les vingt-quatre heures, & je fus abfolument quitte de la Gravelle, & de mes fueurs en fix femaines, & je

continuë d'être dans le même état depuis. Mais, à ma grande mortification,
j'ai trouvé que quoique ma Gravelle
foit diffipée , les douleurs dans le dos
& les reins ne le font point , & Mlle.
Stephens m'avoit affûré qu'elles étoient
caufées par la Pierre, car autrement ces
fimptômes n'auroient pas été continuels. Alors je me déterminai à recom-
mencer les mêmes remedes , & à en reprendre quatre fois par jour , ce qui
a eu un fi bon effet , qu'ils font fortir
fans ceffe une urine blanche , où il y a
un fédiment , tel que fi on y eût ratiffé
de la craye. Il eft forti auffi différens
morceaux ou fragmens de Pierre blanche de différentes figures , qui communément ont paru femblables à de
petites écailles d'une plus groffe Pierre, & qui étoient d'une fubftance molle
fi - tôt qu'ils venoient d'être rendus.
Reffentant chaque jour un fi grand foulagement des poudres & de la liqueur ,
(de chacune defquelles je prenois quatre fois par jour) & trouvant qu'en général ma fanté fe rétabliffoit , fans que
les remedes me caufaffent le moindre
inconvénient ; je fus encouragé à en
continuer l'ufage pendant environ deux

ans , & je suis à présent , Dieu merci ,
parfaitement délivré de toute douleur
dans le dos & dans le rein , & à tous
égards je suis en bonne santé.

Le 22. Février 1738-9.
RICE WILLIAMS.

CXLIII. CAS.

M. BOULT.

EN 1734. étant âgé de 56. ans,
je fus attaqué des simptômes
ordinaires de la Pierre dans la vessie ;
j'avois de fréquentes envies d'uriner &
j'urinois fort peu avec une grande
ardeur. Quelques mois après , à ma
grande surprise , mon urine devint fort
chargée de sang. J'avois aussi une
grande douleur dans la region des
reins , que j'imagine avoir été d'autant plus aiguë que cette partie avoit
été meurtrie, il y a environ trente ans,
par une chûte dangereuse que je fis
dans un violent exercice à la paume.
Dans une si grande affliction, j'usai de
plusieurs choses ordinaires, & sur-tout

de l'esprit de Therébentine pour trouver du soulagement ; mais n'en recevant point, après avoir pris patience pendant quatre ans & voyant ma constitution extrêmement ruinée, j'eus peur de me trouver réduit à cette alternative fâcheuse, ou de finir ma vie promptement & misérablement, ou de souffrir une opération dangereuse. Et comme il y avoit quelque espérance dans le dernier parti, & pas le moindre dans le premier, j'étois déterminé à l'opération.

En conséquence je priai un ami de proposer mon cas à un Chirurgien de *Manchester*, en réputation pour la taille ; mais pendant qu'on traitoit de mon affaire, & après que le tems de mon voyage eut été fixé, j'entendis par hazard parler des bons effets des remedes de Mlle. *Stephens*, chez une personne de *Chester*, laquelle ayant fait des recherches sur cela, me contenta, de façon que je crus qu'il convenoit d'en faire l'expérience.

Dans cette résolution, je commençai à prendre les remedes vers le milieu de *Septembre* 1738. & il faut convenir que durant les trois premieres semaines , je fus dans un état déplorable. Cependant obfervant que mon urine dépofoit un fédiment pefant mêlé de gravier blanc , je fus encouragé à continuer; & en peu de tems j'eus le plaifir de jetter trois ou quatre petites Pierres angulaires , jaunâtres , & affez dures , mais fans beaucoup de difficulté. Et depuis ce tems-là jufqu'à prefent , on trouveroit à peine un jour que j'euffe paffé fans avoir jetté des morceaux de Pierre , quelques-uns petits & mols , d'autres affez gros & durs , & d'une forme fort irréguliére; la plûpart blanchâtres.

Les fuites m'ont été , Dieu merci, extrêmement avantageufes , mes forces & mon fommeil font revenus , ma fanté en général eft meilleure , & en un mot je rentre en poffeffion de la vie , au point d'expédier mes petites affaires , avec un nouveau plaifir. Je prends encore les remedes & j'efpére qu'en peu de tems ma guérifon fera complete.

Le 19. *Février* 1738-9. JEAN BOULT.

P. S. Depuis cette relation j'ai fait quinze milles fur un cheval affez rude & au trot.

CXLIV. CAS.

M. GARTON.

LOng-tems avant d'avoir des soup-çons de Pierre, j'étois sujet à uriner souvent, & mon urine étoit sanguinolente au moindre mouvement, quoiqu'elle me causât peu de douleur. J'observai que j'urinois presque toutes les deux heures dans la nuit, & depuis un tems considérable, l'urine couloit goute à goute ; mais vers la fin de 1737. j'eus en urinant une espéce de rétention avec grande douleur. Un ami vint me voir & me dit qu'il avoit été dans le même état, & que M. *Fuller* Apoticaire de *Melton*, l'avoit soula-gé. J'eus recours à M. *Fuller*, & il me donna quelque chose qui me soulagea fort vîte, au point que j'urinai libre-ment. Mais un peu avant la St. *Martin*, je retombai dans la difficulté d'uriner. J'eus encore recours à M. *Fuller*, qui me donna les mêmes remedes, mais

je ne fus point soulagé. J'en pris pendant un mois & je me trouvai un peu
mieux. J'eus au mois de Janvier occasion de faire environ 4. milles pour aller
à *Melton*, & ce voyage à cheval me fit
rendre des urines épaisses & sanguinolentes. Mon mal empira toujours depuis,
j'urinois souvent & avec de grandes doù-
leurs. J'entendis parler de Mlle. *Ste-*
phens, j'écrivis à un ami de la consulter,
elle répondit qu'il falloit mander quel
étoit mon mal, si ma douleur étoit dans
les reins ou dans la vessie, si j'avois des
rétentions d'urine , ou mal au côté.
Je continuai d'aller de pis en pis. Je
ne pouvois manger ni dormir que fort
peu; j'étois presque toujours dans de
grandes douleurs, avec difficulté d'u-
riner , & souvent forcé d'aller à la garderobe , en sorte que je déperissois
beaucoup, n'ayant ni appetit ni repos,
ou fort peu ; car j'étois forcé de prendre le pot plusieurs fois dans un quart
d'heure , & quand le sommeil l'em-
portoit , je moüillois mon lit. J'envoyai chercher M. *Levett* , à *Nottin-*
gham , il me sonda & me dit que j'a-
vois une fort grosse Pierre dans la
vessie. Je commençai les remedes de

Mlle. *Stephens*, le 3. *Juin* 1738. &
dans un mois de tems je regagnai de
l'appetit, j'eus du fommeil & je ne
me moüillai point dans la nuit. J'ai
pris les remedes environ fix mois ; j'ai
jetté du gravier rouge & plufieurs petits morceaux de Pierre, mols & pourris & des écailles affez larges. La plus
grande que j'aye rendue, fut environ
trois ou quatre jours après avoir pris
les remedes, & j'en aurois pris davantage fi j'avois été près de Mlle. *Stephens*, quand cela m'arriva ; mais j'é-
tois quinze jours fans pouvoir avoir du
remede, de forte que je voulus effaier
fi je pouvois m'en paffer, mais loüé
foit Dieu, & grand merci à Mlle. *Stephens*, je fuis en fort bonne fanté.
Le 19 *Février* 1738-9. ROB. GARTON.

CXLV. CAS.

M. LEVER.

J'Ai été affligé de la Pierre depuis
mon enfance. J'ai été quelquefois
un an entier ou plus fans douleur &

quelquefois pendant un an après , dans des douleurs continuelles. J'ai eu souvent une fois par mois des attaques fort violentes , pour lesquelles je gardois la chambre trois ou quatre jours.

Après avoir pris des remedes depuis plusieurs années par l'avis de differens Médecins fans en être foulagé, ou que fort peu , je commençai le 2. Juillet 1737. à prendre les remedes de Mlle. *Stephens* , & je les ai continués réguliérement jufqu'au 6. *Mars* fuivant. Lorfque je les commençai , mes douleurs diminuérent , & je n'en eus plus après les avoir quittés , depuis le 6. *Mars* , jufqu'au deux *Septembre* que j'eus une attaque de Pierre. Le 25. *Octobre* 1738. je recommençai les remedes , & je n'ai point eu d'attaques depuis ; mais j'ai quelquefois de petites douleurs , & j'ai depuis peu jetté plufieurs petits morceaux de Pierre. Je continue de prendre les remedes dans l'efpérance de guérir.

Le 22. Fevrier 1738-9. TH. LEVER.

CXLVI. CAS.

M. PAINE.

*Tiré d'une lettre à Mlle. Stephens,
du 24. Février 1738-9.*

LA premiére fois que je m'aperçus de quelque chose qui pouvoit avoir raport à la Pierre, fut en *Juillet* 1736. après quoi je fis toujours des urines sanguinolentes en montant à cheval, ou faisant quelqu'autre exercice. J'eus après cela plusieurs attaques, & j'étois rarement sans douleur. Pendant ce tems-là je jettai beaucoup de gravier & plusieurs petites Pierres, assez pour me convaincre que cette fâcheuse maladie étoit fortement établie chez moi. J'entendis parler des succès de vos remedes, & je commençai à les prendre vers la fin de *Novembre* dernier. Ils me causérent de terribles douleurs pendant près d'un mois; après quoi je fus dans un état suportable pendant près d'un autre mois, & alors je commençai à jetter des Pierres blanchâtres de la nature des écailles, avec peu de difficulté & pas beaucoup de douleur. J'aurois dû vous dire auparavant que pendant le premier mois de l'ufage des remedes, je jettai une grande quantité de glaires blanches, mais point de gravier, & après que cela fut forti, je commençai à me trouver mieux. Je continue à prefent à rendre des Pierres femblables aux précédentes, mais je ne peux encore allér à cheval fans douleur, & je fens qu'il y a encore dans ma veffie une Pierre qui n'eft pas diffoute.

Mais par l'épreuve que j'ai fait des remedes, j'ai grande raifon d'efpérer qu'ils me guériront entiérement, c'eft pourquoi je les prendrai fort volontiers.

JEAN PAINE.

CXLVII. CAS.

M. CROW.

AYant été long-tems incommodé de douleurs dans le dos, &c. ac-

compagnées de naufées & de vomiffemens , & ne trouvant point de
foulagement des remedes qu'on m'ordonnoit , je commençai le 24. *Mai*
1738. à prendre la poudre & la liqueur de Mlle. *Stephens*. A la fin de
Juin , je jettai quelques graviers &
plufieurs morceaux d'une Pierre criftal-
line. Je continuai de prendre le remede , (excepté pendant quelques jours)
jufqu'au 16. *Août* , que je fis un voyage en *Yorkshire* , & je revins le 30. *Septembre*. J'eus de la douleur & des vomiffemens dans mon voyage , mais je
me fuis trouvé fort bien depuis mon
retour fans prendre de remede.
Le 23. *Février* 1738-9. JEAN CROW.

CXLVIII. CAS.

Mlle. POOL.

JE n'ai point jetté de Pierre ni avant
de prendre ni depuis que je prends
les remedes de Mlle. *Stephens*. Avant
que je les priffe , ma maladie confiftoit
à uriner beaucoup & à faire des urines

sanglantes ; comme il y avoit long-
tems que j'en étois incommodé , j'é-
tois fort affoibli & j'avois de la dif-
pofition à l'hydropifie. Je n'ai point
reçu de foulagement jufqu'à ce qu'-
un de mes amis confultât Mlle. *Stephens* pour moi , & trois jours après
avoir commencé fes remedes , je fus
guérie. J'ai continué de me bien porter,
& quoique j'aie encore quelque difpofi-
tion à l'hydropifie, je fens que mes forces reviennent , & en fuivant fes con-
feils , j'efpére recouvrer ma fanté.

Le 2. *Mars* 1738-9. Su. Pool.

CXLIX. CAS.

M. Stoughton.

J'Ai été plufieurs années incommodé de la Pierre & de la Gravelle , &
le mois d'*Octobre* dernier , j'avois une
Pierre dans la veffie trop groffe pour
fortir , mais ayant pris des remedes de
Mlle. *Stephens* pour la valeur de vingt-
quatre Schelings , elle fut diffoute &
vint en morceaux. J'ai toujours depuis
été

été délivré de ce mal, quoiqu'il n'y eût
gueres de mois auparavant que je n'en
eusse de rudes attaques ; & je suis fer-
mement persuadé que je dois ma bonne santé, après Dieu, à ce remede.
Le 4.*Mars* 1738-9. H. STOUGHTON.

N. B. La quantité des remedes em-
ployés dans le cas présent, est d'une
quinzaine de jours.

C L. C A S.

M. BROWNE.

M. *Browne* a pris les remedes de
Mlle. *Stephens*, appréhendant la
Pierre dans la vessie. Il a jetté quelque
gravier, il s'en trouve bien mieux, &
il a bien meilleur appetit depuis qu'il
les a pris.

Le 5. *Mars* 1738-9.

C L I. C A S.

M. North.

J'Ai été tourmenté de la Pierre pendant environ quatorze ou quinze ans, & j'en ai été guéri, il y a environ cinq ans, en prenant deux paquets des poudres de Mlle. *Stephens* par jour, pendant dix semaines.

Le 25. Novembre 1738. G. North.

Cette observation & les quatre qui suivent, ont déja été publiées dans le papier qu'on nomme *Gentleman's Magazine*. J'ai voulu en avoir un plus grand détail, & je ne l'ai point pû.

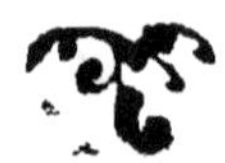

CLII. CAS.

Mlle. CLIFTON.

Lettre à M. Harding.

MONSIEUR,

Ayant depuis peu pris les remedes de Mlle. *Stephens* pour la Pierre, comme l'on fouhaite dans les Nouvelles Publiques qu'on vous donne un détail de leurs effets, je crois convenable de vous apprendre que je ne m'en trouve point bien, & que je n'ai jetté ni Pierre, ni morceaux de Pierre, ni Gravelle, lorfque je les prenois, ou depuis. Je ferois bien aife de fçavoir de Mlle. *Stephens* pourquoi ils n'ont point eu l'effet défiré, & s'il conviendroit de les prendre une feconde fois, ou fi quelqu'un en a pris deux fois. Je fuis, &c.

Le 4. *Nov.* 1738. ANNE CLIFTON.

CLIII. CAS.

M. DAWTREY.

LE remede que j'ai reçu de Mlle. *Stephens* pour la Pierre, est non-seulement diſſolvant, ſelon moi, & capable de fondre la Pierre, mais encore il donne de la ſanté. Et ſi le plus grand Prince du monde avoit la Pierre, cette maladie ſi triſte, que peut-il faire, s'il n'a pas les remedes de Mlle. *Stephens*?

GUILL. DAWTREY.

CLIV. CAS.

Mlle. MARSH.

Lettre à Mademoiſelle Stephens.

MADEMOISELLE,

C'eſt pour vous apprendre que j'ai pris vos remedes, & j'eſpere que je fuis parfaitement guérie, car j'ai jetté une grande quantité de Pierres & de graviers, & je fuis obligée de prier Dieu pour vous, auffi long-tems que je vivrai, car j'avois vû plufieurs Docteurs, qui ne m'avoient point foulagée, & je crois que vous êtes la feule perfonne au monde pour guérir cette maladie. En lifant dans les Nouvelles que vous défiriez apprendre de ceux qui ont pris vos remedes, s'ils ont été guéris, j'ai pris la liberté de vous écrire cette lettre. Je fuis, &c.

Le 28. Oct. 1738. RACHEL MARSH.

C L V. C A S.

M. CARPENTER.

MADEMOISELLE *Stephens*,

Ayant appris que vous fouhaitiez que ceux qui ont été guéris par vos remedes, vous en informaffent, je fuis en mon particulier, obligé de prier Dieu

pour vous autant que je vivrai, & je
vous ſouhaite un bon ſuccès dans toutes vos entrepriſes, car, Dieu merci,
je ſuis guéri.

Le 3. *Oct.* 1738. TH. CARPENTER.

DÉTAIL

DE QUELQUES

Expériences publiées l'année derniere, avec dix des Cas précédens.

Par M. HARTLEY.

I.

Epuis que j'ai pris les remedes de Mlle. *Stephens*, mon urine a été d'une odeur plus urineuse qu'à l'ordinaire; elle eſt trouble dans le tems-même que je la rends ; elle eſt devenuë alkaline, du moins elle verdit le Sirop violat, &

fermente avec les acides ; autant que j'en puis juger , c'eſt la même choſe chez tous ceux qui ont pris des mêmes remedes. Ce que j'ai obſervé chez moi-même , à cet égard , m'a paru digne de remarque , & je crus que mon uri-ne ainſi changée , devoit avoir des ef-fets ſinguliers ſur les Pierres des reins & de la veſſie.

J'ai appris depuis peu que l'urine or-dinaire gardée long-tems, & putrefiée, devient quelquefois capable d'entamer, même de diſſoudre les incruſtations calculeuſes , qui tiennent aux parois des pots de chambre.

I I.

J'ai cru qu'il étoit utile. d'eſſayer quels effets mon urine , changée par les remedes , auroit ſur les Pierres hu-maines , en les mettant en digeſtion dans mon urine à une chaleur douce. Pour cela , je pris deux Pierres que je ſciai chacune en quatre morceaux , à peu près de la même groſſeur ; l'une étoit blanche , dure , de même ſubſtan-ce par tout , mais faite de couches ho-mogenes en apparence ; l'autre étoit

brune , ayant une écorce dure & fer-
rée , & plus molle en dedans. Je mis un
morceau de chaque Pierre dans de l'eau
de Riviere ; un autre morceau de chacune dans un mélange de la poudre de
Mlle. *Stephens* , avec de l'eau de Riviere ; un autre morceau de chacune dans
de l'urine ordinaire , & enfin un autre
morceau de chacune dans mon urine.
Tous ces morceaux furent mis en digeftion dans ces différentes liqueurs à une
chaleur douce , à peu près femblable à
celle de l'urine dans la veffie. Je n'a-
vois pas ce qu'il falloit pour entretenir
la chaleur au même dégré , elle étoit
tantôt plus, tantôt moins grande ; j'exa-
minois souvent le tout ; je renouvellois
les liqueurs à mefure qu'elles diminuoient. Trois jours après que cette
opération fut commencée , j'obfervai
que le morceau de la Pierre blanche
dans mon urine, avoit jetté à la furface
de la liqueur quelques écailles blanches , qui étant touchées avec le bout
du doigt, tomboient. Huit jours après
que ces Pierres furent mifes en digeftion , je les ôtai & les frottai avec un
linge , & les laiffai fur une fenêtre jufqu'à ce qu'elles fuffent deffechées ;

après quoi je trouvai les différences suivantes dans leur poids.

Le morceau de la Pierre blanche, avant d'être mis dans l'eau de riviere, péfoit 308. gr. $\frac{1}{2}$; retiré du vaiſſeau & feché péfoit 304. gr. $\frac{1}{2}$: par conféquent 4. gr. de moins.

Le morceau de la même Pierre, avant d'être mis dans le mélange de la poudre de Mlle. *Stephens* dans l'eau de riviere, péfoit 276. gr. ; retiré 273 : par conféquent 3. gr. de moins.

Le morceau de la même Pierre, avant d'être mis dans l'urine ordinaire, péfoit 219. gr. $\frac{1}{2}$; retiré 220. gr. $\frac{1}{2}$: par conféquent 1. gr. de plus.

Le morceau de la même Pierre, avant d'être mis dans mon urine, péfoit 213. gr. $\frac{1}{2}$; retiré 191. gr. : par conféquent 22. gr. $\frac{1}{2}$ de moins.

Un morceau de la Pierre brune, avant d'être mis dans l'eau de riviere, péfoit 257. gr. ; retiré 243 : par conféquent 14. gr. de moins.

Le morceau de la même Pierre, avant d'être mis dans le mélange de la poudre avec de l'eau de riviere, péfoit 227. gr. ; retiré 217 : par conféquent 10. gr. de moins.

Le morceau de la même Pierre, avant d'être mis dans l'urine ordinaire, pésoit 222. gr. ; retiré 223. ½ : par conséquent 1. gr. ½ de plus.

Le morceau de la même Pierre, avant d'être mis dans mon urine, pésoit 212. gr. ½ ; retiré 190. gr. : par conséquent 22. gr. ½ de moins.

I I I.

Il résulte de cette expérience que les morceaux de Pierre dans mon urine ont perdu plus qu'aucun des autres ; que ceux qui ont été dans l'eau de riviere, ont perdu plus que ceux qui ont été dans le mélange du remede avec l'eau de riviere, & que ceux qui ont été dans l'urine ordinaire, ont augmenté de poids. Si mon urine a produit la plus grande diminution, c'est une présomption en faveur du remede. Si l'eau de riviere pure a eu un plus grand effet que le mélange du remede avec l'eau de riviere, cela pourroit venir de l'adhérence de la poudre à la Pierre qui auroit empêché l'eau de la toucher immédiatement, & en auroit laissé quelque partie sur sa surface. Les morceaux

mis dans l'urine ordinaire, ont pû augmenter de poids par les mêmes caufes,
qui font l'accroiffement de la Pierre
dans le corps ; j'ai même vû fur un de
ces morceaux une couche mince excé-
dant fa furface en quelques endroits,
laquelle fe féparoit aifément, & qui
avoit vraifemblablement été fournie
par les parties pierreufes de l'urine,
dans laquelle elle avoit été mife.

I V.

J'ai lavé plufieurs morceaux de la
Pierre blanche, & les ai frottés avec
une broffe, de façon à enlever toutes
les parties prêtes à fe détacher; j'ai ôté
les parties tendres des morceaux de la
Pierre brune, & j'ai mis à part les é-
cailles dures & nettoyées; j'ai fcié trois
Pierres, chacune en quatre morceaux,
à peu près de la même groffeur, & une
quatrieme en deux ; j'ai pris deux morceaux de l'écorce de la Pierre blanche,
& deux du noyau de la Pierre brune.
Tous ces morceaux ont été mis en digeftion pendant huit jours, de même
que dans les premieres experiences,
excepté que je changeois les liqueurs

tous les matins, & qu'avant d'y remettre les morceaux, je les frotois avec une éponge moüillée. Au bout de huit jours, je les nettoyai tous aussi exactement qu'il fut possible, & les laissai sur une fenêtre jusqu'à ce qu'ils fussent entierement secs.

Le morceau de la Pierre blanche avant d'être mis dans l'eau de riviére, pesoit 304 gr.; desseché 288. : par conséquent 16. gr. de moins.

Un autre morceau de la même Pierre, avant d'être mis dans le mélange du remede avec l'eau de riviére, pesoit 272. gr. $\frac{1}{2}$; desseché 228. : par conséquent 44. gr. $\frac{1}{2}$ de moins.

Un autre morceau de la même, avant d'être mis dans l'urine ordinaire, 219. gr. ; desseché 216. $\frac{1}{2}$: par conséquent 2. gr. $\frac{1}{2}$ de moins.

Un autre morceau de la même, avant d'être mis dans mon urine, 190. gr. $\frac{1}{2}$; retiré 151. gr. $\frac{1}{2}$: par conséquent 39. de moins.

Un morceau de la Pierre brune, avant d'être mis dans l'eau de riviére, 71. gr. $\frac{1}{2}$; retiré 61. gr. $\frac{1}{2}$: par conséquent 10. gr. de moins.

Un second morceau de la même,

avant d'être mis dans le mélange du remede avec l'eau de riviére , 68. gr. ½ ; retiré 50. : par conséquent 18. gr. ½ de moins.

Un troisiéme morceau de la même, avant d'être mis dans l'urine ordinaire, 63. gr. ½ ; retiré 62 gr. : par conséquent 1. gr. ½ de moins.

Un quatriéme morceau de la même, avant d'être mis dans mon urine, 63. gr. ; retiré 45. : par conséquent 18. gr. de moins.

Un morceau d'une Pierre non encore mise en expérience , avant d'être mis dans l'eau de riviére , 162. gr. ½ ; retiré 150. ½ : par conséquent 12. gr. de moins.

Un deuxiéme morceau de la même, avant d'être mis dans le mélange de la poudre, avec l'eau de riviére, 155. ; retiré 132. gr. : par conséquent 23. gr. de moins.

Un troisiéme morceau de la même, avant d'être mis dans l'urine ordinaire, 132. gr. ; retiré 130 ½ : par conséquent 1. gr. ½ de moins.

Un quatriéme morceau de la même, avant d'être mis dans mon urine, pesoit 122. gr. ; retiré 109. : par conséquent 13. gr. de moins.

Un morceau d'une deuxiéme Pierre non encore mife en expérience , avant d'être mis dans l'eau de riviére, pefoit 47. gr. ; retiré 36. : par conféquent 11. gr. de moins.

Un deuxiéme morceau de la même, avant d'êt.e mis dans le mélange du remede avec l'eau de riviére, pefoit 42 gr. $\frac{1}{2}$; retiré 36. $\frac{1}{2}$: par conféquent 6. gr. de moins.

Un troifiéme morceau , avant d'être mis dans l'urine ordinaire , pefoit 42. gr. ; retiré 42.

Un quatriéme morceau de la même, avant d'être mis dans mon urine , pefoit 29. gr. ; retiré 27. gr. $\frac{1}{2}$: par conféquent 1. gr. $\frac{1}{2}$ de moins.

Un morceau d'une troifiéme Pierre , non encore mife en expérience, avant d'être mis dans l'eau de riviére , pefoit 50. gr. ; retiré 44. $\frac{1}{2}$: par conféquent 5. gr. $\frac{1}{2}$ de moins.

Un deuxiéme morceau de la même, avant d'être mis dans le mélange de la poudre avec l'eau de riviére , pefoit 36. gr.; retiré 27. : par conféquent 9. de moins.

Un troifiéme morceau de la même, avant d'être mis dans l'urine , pefoit 36. gr. : retiré 36.　　　Z iiij

Un quatriéme morceau de la même, avant d'être mis dans mon urine, pefoit 32. gr. $\frac{1}{7}$; retiré 26. $\frac{1}{2}$: par conféquent 6. gr. de moins.

Un morceau d'une quatriéme Pierre, non encore mife en expérience, avant d'être mis dans l'urine ordinaire, pefoit 30. gr. ; retiré 30. gr.

L'autre morceau de la même, avant d'être mis dans mon urine, pefoit 23. gr. $\frac{1}{2}$; retiré 18. $\frac{1}{2}$: par conféquent 5. gr. de moins.

Un morceau de l'écorce de la Pierre blanche, employée dans les premiéres expériences, pefoit avant d'être remis dans l'urine ordinaire, 9. gr. ; retiré 9. gr.

Un autre morceau de cette même écorce, avant d'être mis dans mon urine, pefoit 6. gr. ; retiré 6. gr.

Un morceau du Noyau de la Pierre brune, employée dans les premiéres expériences, avant d'être mis dans l'urine ordinaire, pefoit 3. gr. ; retiré 3.

Un autre morceau du même noyau, avant d'être mis dans mon urine, pefoit 2. gr. $\frac{1}{2}$; retiré 1. gr. $\frac{1}{2}$ & quelque chofe de plus.

V.

Il résulte de ces nouvelles expériences, que les Pierres en général font plus diminuées par cette opération, que par la précédente, ce qui vient sans doute de ce que je les frotois tous les jours avec une éponge mouillée, au moyen dequoi, quelques-uns des morceaux mis dans l'urine ordinaire, pésoient eux-mêmes un peu moins; mais la grande différence de la diminution en différens morceaux de la même Pierre, fait voir que ce n'est pas la seule cause.

J'ai eu occasion d'observer la manière, dont plusieurs de mes liqueurs avoient agi sur les Pierres. Il m'a paru en général que la surface de la Pierre devenoit blanche; que cette surface blanche étant enlevée avec la brosse, la Pierre avoit sa première couleur; que dans celle où l'impréssion a été la plus forte, il en tomboit des écailles blanches & molles en les frottant, & que quelques-unes de ces écailles étoient rongées. En particulier la surface des morceaux retirés de l’eau de riviére étoit blanche , & l’eau elle-même étoit devenue laiteufe. Le morceau de la Pierre blanche , deux portions de Pierres, mifes pour la premiére fois en expérience , & le morceau du noyau de la Pierre brune, qui avoit été mis dans mon urine , auffi bien que le morceau de la Pierre blanche , & celui d’une Pierre neuve , qui avoit été mis dans le mélange de la poudre avec l’eau de riviére , tous ces morceaux avoient perdu leur écaille blanche. Le morceau de la Pierre brune & celui d’une Pierre neuve, qui avoit été mis dans le même mélange , auffibien que le morceau d’une Pierre neuve, qui avoit été dans mon urine , étoient tous un peu rongés. Un morceau d’une autre Pierre neuve, qui avoit été dans le mélange de la poudre, étoit un peu creufé. Un morceau de la Pierre brune qui avoit été dans mon urine,étoit rongé à fa furface interne , & l’externe qui auparavant étoit raboteufe , étoit devenuë unie. Un morceau d’une des Pierres mêmes,qui avoit été dans mon urine , étoit devenu blanc à fa furface, de brun qu’il étoit. Enfin un morceau du noyau de la Pierre brune , qui avoit été dans mon urine, n'avoit point du tout été entamé.

V I.

Ayant trouvé un moyen de conferver la chaleur des liqueurs au dégré de celle de l'urine dans la veffie, je repris toutes les piéces pour faire de nouvelles expériences, excepté les deux petits morceaux du noyau de la Pierre brune, qui s'étoient perdus par leur petiteffe. Je les mis encore en digeftion chacune dans leur liqueur refpective. J'eus auffi deux petites pierres rondes, que le Docteur *Hales* me donna, qui étoient toutes deux tirées de la veffie de la même perfonne, & qui paroiffoient fort dures : l'une péfoit 25. gr. $\frac{1}{2}$, & fut mife dans l'urine ordinaire ; l'autre péfoit 21. gr. $\frac{1}{2}$, & fut mife dans mon urine. J'en commençai la digeftion le 26. *Juillet*. Les liqueurs furent changées tous les jours, pendant toute l'opération, & les Pierres furent frottées avec une éponge moüillée chaque jour pendant les dix premiers, enfuite trois ou quatre fois jufqu'au 3. *Septembre*, & ne le furent point depuis.

La Table suivante fait voir le jour que chaque Pierre fut ou confumée au point de ne pouvoir être trouvée , ou réduite en petites piéces.

Un morceau dans le mêlange, le 24. *Août.*

Un dans l'eau de riviere, le 27.

Un dans le mêlange, le 30.

Un morceau dans le mêlange, le 8. *Septembre.*

Un dans l'eau de riviere , & un autre dans mon urine, le 9.

Un dans mon urine, le 12.

Un autre dans mon urine, le 24.

Un autre dans mon urine, le 24.

Un autre dans le mêlange, le 27.

Un autre dans mon urine, le 27.

Un autre morceau dans mon urine, le 11. *Octobre.*

Un autre dans l'eau de riviere, le 15.

Un dans le mêlange, le 15.

Un dans l'eau de riviere, le 31.

Un dans mon urine, le 4. *Novembre.*

V I I.

Pendant tout ce tems-là, tous les mor-ceaux mis dans l'urine commune, continuerent d'être entiers ; quelques-uns reçurent des incruftations nouvelles ; je les ôtai le 5. *Novembre*, & les péfai le 15, les jugeant fecs, & je trouvai qu'ils étoient tous augmentés de poids, ainfi qu'il eft détaillé dans la Table fuivante.

A. avoit gagné 17. ½ grains.
B. 16. grains.
C. 18. grains.
D. 7. ½ grains.
E. 4. grains.
F. 4. grains.
G. 2. grains.
I. 2. grains.

VIII.

Tous les autres morceaux furent confumés à peu près comme il a été expliqué dans l'Article VI. Il eft à remarquer que ceux qui avoient été dans l'eau de riviere, parurent confommés auffi-tôt & auffi parfaitement que les autres. Deux de ceux qui avoient été mis dans mon urine, parurent pendant quelque tems n'avoir point fouffert d'altération, enfuite ils furent tout-à-fait corrompus en peu de jours, & une de celles qui m'avoient été données par le Docteur *Hales*, étoit fenduë en plufieurs morceaux, après une digeftion d'environ un mois dans mon urine.

IX.

J'ai encore fait d'autres expériences, dont je crois que le détail peut être utile.

X.

J'ai mis en digeftion différens morceaux des mêmes Pierres dans mon urine, & à deux dégrés différens de chaleur, l'un tel que celui de la chaleur de l'urine dans la veffie, & l'autre tel que je ne pouvois y tenir la main : & j'ai trouvé que la moindre chaleur avoit le plus d'effet.

XI.

J'ai fait boüillir différens morceaux des mêmes Pierres dans l'eau commune, dans mon urine, dans de l'urine commune, chacun pendant cinq heures :

ceux dans l'eau & dans mon urine diminuerent confiderablement ; la furface
du morceau mis dans mon urine, étoit
devenuë blanche & molle ; mais ceux
dans l'urine commune avoient fouffert
peu d'altération.

X I I.

J'ai mis en digeftion différens morceaux des mêmes Pierres dans de l'eau
commune , dans de l'eau diftilée du
poivre d'eau , dans le jus & la décoction du même , & j'ai trouvé que l'eau
commune avoit plus d'effet que ces
autres liqueurs. La chaleur dans cette
expérience & dans les fuivantes , étoit
à peu près comme celle de l'urine dans
la veffie.

X I I I.

J'ai mis en digeftion des morceaux
de Pierres tirés de veffies Humaines,
de veffies de Chiens, d'eftomac de Che-
vaux, dans de l'eau de la Tamife & dans
de l'eau de Puits, & j'ai trouvé que les
deux eaux diffolvoient entierement toutes les Pierres humaines, & diminuoient

beaucoup les autres , mais que l'eau de la Tamise agiſſoit le plus prompte-ment. Les eaux étoient changées tous les matins. J'obſervai que l'eau de Puits verſée le jour d'auparavant, avoit tou-jours des bulles d'air ſur ſa ſurface ; quelques - unes des Pierres Humaines s'étoient fenduës pendant la diſſolu-tion.

X I V.

J'ai mis en digeſtion des morceaux des mêmes Pierres de Chiens, de Che-val , dans l'urine commune , & dans mon urine ; mais je n'obſervai aucun effet , excepté qu'une des Pierres de Cheval ſembloit un peu amolie par mon urine.

X V.

J'ai mis en digeſtion une groſſe Pierre tirée d'un rein , deux morceaux qui avoient bouilli dans mon urine , & une Pierre ronde & dure , dans un mélan-ge de différentes urines communes. La Pierre du rein & les deux mor-ceaux perdirent quelque choſe de leur poids.

poids. La Pierre ronde & dure devint noire d'abord, mais je ne peux déterminer si elle est diminuée ou non, ne l'ayant pas pesée. La surface de la Pierre du rein étoit devenue si fragile, qu'on en enlevoit avec très-peu de force de larges écailles, mais elle n'avoit point blanchi.

XVI.

J'ai mis en digestion une grosse Pierre du rein, de la même grosseur & texture que la précédente, & tirée de l'autre rein de la même personne, avec douze Pierres différentes, ou morceaux de Pierre, dans l'urine d'un homme qui a pris les remedes de Mlle. *Stephens*. Ils ont tous diminué assez vîte, excepté un morceau qui étoit de couleur de fer & excessivement dur, & qui augmenta un peu. Il me parut que l'urine de cette personne avoit généralement parlant un effet plus prompt que la mienne. Les Pierres mentionnées dans ce paragraphe aussi bien, que dans le 10, le 13, le 14. & le 15. ne furent point frottées.

XVII.

Il y a encore quelques circonftances que je ne puis expliquer, mais fi
ces expériences étoient repétées avec
plus de foin & qu'on en fit de nouvelles, il eft probable qu'on feroit des
découvertes utiles. En attendant je
crois qu'on peut conclure de celles-ci,
que les diffolutions par différentes efpéces d'eau commune combattent la
néceffité d'une liqueur acide pour opé-
rer cet effet, & que les diffolutions
par les urines de ceux qui ont pris les
remedes de Mlle. *Stephens*, font de fortes préfomptions en fa faveur. Je ferai
fort obligé à ceux qui me fourniront
des Pierres pour pourfuivre cette matiére.

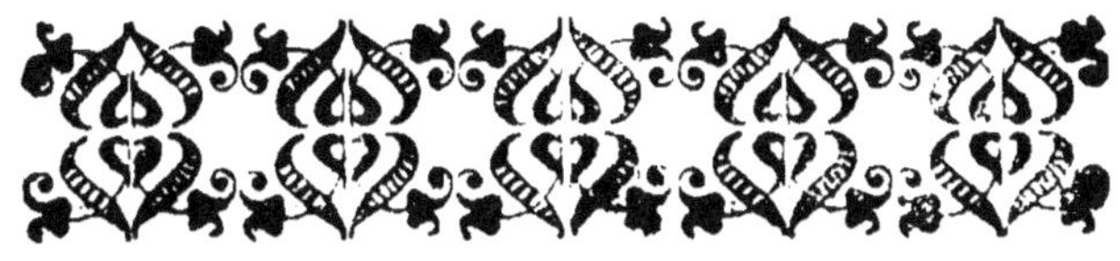

CONSEQUENCES

A TIRER DE CET OUVRAGE.

Premiere Conséquence.

Les remedes de Mlle. *Stephens* en général ne peuvent point faire de mal.

Car quoiqu'un si grand nombre de personnes en ayent pris , que la quantité du remede à prendre soit considérable , & qu'on soit obligé d'en prendre si long-tems , cependant il paroît que fort peu en ayent été incommodés , ce qui est tout ce qu'on peut dire de quelque remede que ce soit , en qui l'on reconnoisse de l'efficacité.

2ᵉ. Conséquence.

Ces remedes ont fait grand bien dans le cas de la Pierre & de la Gravelle.

A a ij

Cela eſt amplement démontré par les obſervations précédentes , & on peut dire qu'auparavant on n'en avoit point vû de ſemblable. Lorſque les perſonnes ſont âgées ou infirmes , ou qu'elles ont la Pierre dans le rein , elles ont peu de ſoulagement à eſpérer des remedes ordinaires. Leur principale reſſource eſt dans les opiates qui ne ſont pourtant pas ſans inconvénient, & dont l'on éprouve ſouvent l'inſuffiſance pour adoucir les douleurs , ou pour détourner une mort miſérable. Et même quand le malade a une Pierre dans la veſſie & qu'il ſe porte bien d'ailleurs , alors les remedes ſont par pluſieurs raiſons certainement préférables à la taille. De plus , ſi ces remedes étoient dirigés par les Médecins , & que les malades eux-mêmes fuſſent conſtans à les prendre , & réguliers d'ailleurs , il n'y a point de doute qu'ils n'en retiraſſent encore plus de bien. Quoique Mlle. *Stephens* ſoit extrêmement attentive , & qu'elle ait beaucoup de connoiſſance ſur l'uſage de ſes remedes & ſur les ſimptômes ordinaires de la Pierre , cependant on ne doit pas eſpérer de trouver en elle des connoiſſances ſur les autres branches de

la Médecine, & cela seroit souvent nécessaire dans cette maladie. Ainsi comme il n'étoit pas convenable de publier
les négligences, irrégularités & infirmi-
tés de plusieurs particuliers , on doit
pour cette raison avoir beaucoup d'in-
dulgence pour Mlle. *Stephens* & pour
ses remedes. Quoiqu'il en soit , les observations précédentes montrent plei-
nement que les remedes ont fait grand
bien dans la Pierre & dans la Gravelle,
& par là , la premiére question faite au
commencement de ce recueil, est répon-
due en leur faveur.

3e. *Conséquence.*

Ces remedes ne forment point les
écailles & les fragmens qui ont été
rendus par ceux qui en ont pris.

L'objection à laquelle je réponds par
cette conséquence , a été faite par plusieurs , de sorte qu'il est nécessaire d'entrer sur cela dans une discussion particuliére.

I.

Il paroît par les expériences précédentes que l'urine devenue alkaline &

médicamenteufe par les remedes , n'a point le pouvoir de faire des incruſtations & des concrétions comme l'objeƈtion le ſuppoſe ; mais au contraire.

I I.

Cette urine eſt volatile , pouriſſante & alkaline, & ces qualités ſont opoſées à l'idée qu'on pourroit avoir d'une vertu capable de faire des concrétions & des incruſtations ; elles ſont en même - tems des preuves d'une attenuation intime des petites parties & de la diſpoſition qu'elles ont à ſe détacher les unes des autres.

I I I.

Les poudres de Mlle. *Stephens* priſes féparément ſont diuretiques & guériſſent la gravelle ; elles ne peuvent donc point engendrer la Pierre.

I V.

Le ſavon qui ſemble faire l'autre partie des remedes , eſt ordonné par les meilleurs Médecins dans le cas de la

gravelle ; il ne peut donc point rai-
sonnablement passer pour un remede
propre à engendrer la Pierre. On peut
ajouter qu'un remede qui auroit ces
qualités, pourroit difficilement garder
sa vertu, en le joignant à une aussi grande quantité de savon que les remedes
en contiennent, & que le tout ensemble est diuretique, aussi-bien que les parties qui le composent.

V.

Les malades de Mlle. *Stephens* jettent fort souvent des Pierres entiéres,
& ce n'est pas là vraisemblablement ce
que produiroit une urine qui auroit la
vertu d'engendrer la Pierre, à moins
qu'on ne suppose qu'elle les forme,
aussi bien qu'elle forme les écailles &
les fragmens.

V I.

Il est difficile de concevoir comment
tant de différentes espéces d'écailles &
de fragmens si ressemblans à des morceaux de Pierre rompus, seroient jettés non seulement par différentes per-

fonnes, mais encore par la même perfonne, dans l'ufage d'un remede qui
auroit la vertu d'engendrer la Pierre.
On peut aifément s'imaginer que la
même perfonne, qui fe nourrit d'ali-
mens différents, formeroit chez elle
des Pierres ou des écorces de Pierre
de différente nature (, lefquelles différences font apperçues par l'examen
des Pierres) & que lorfqu'elles font
en diffolution, elles viendroient en morceaux de différente forme, couleur &
confiftance : mais qu'une vertu fi puif-
fante d'engendrer la Pierre, comme
l'on le fuppoferoit dans les remedes,
s'ils font capables de former les écailles
& les fragmens mentionnés dans les
obfervations précédentes, puiffe dans
les mêmes perfonnes & dans les mêmes circonftances produire une fi grande varieté, c'eft-ce qui n'eft pas con-
cevable. On peut même dire qu'on
n'en peut pas moins conclure qu'une
vertu toute oppofée, c'eft-à-dire celle
de diffoudre la Pierre.

VII.

Si les remedes font les écailles &
les

les fragmens, il doit en fortir auffi long-tems qu'on ufe des remedes, & les obfervations font voir le contraire.

VIII.

La forme de plufieurs des écailles fait voir qu'elles doivent avoir été détachées de la furface d'une Pierre, & cependant elles ont été rendues fi promptement par raport au commencement de l'ufage du remede, dans quelques cas, qu'il n'a pû y avoir un tems fuffifant pour qu'il fît d''incruftation.

I X.

L'incruftation faite d'abord & la féparation enfuite, font fi opofées l'une à l'autre qu'on ne peut les concilier enfemble, & fur-tout lorfque les écailles font jettées d'un jour à l'autre & pendant long-tems : j'en apelle aux obfervations mêmes.

X.

On ne peut pas imaginer que nom-

B b

bre de perſonnes ſoient délivrées de leurs maux & de leurs ſouffrances dans l'uſage des remedes diurétiques, capables d'irriter, ou continuent d'être en bon état lorſqu'elles reprennent leurs exercices accoutumés, leur occupation ou leur vie ordinaires, ſi elles avoient en elles non ſeulement leur Pierre-même, mais ce qui eſt bien plus, tout ce qui pourroit leur arriver de la part d'une urine, qui ſeroit capable d'engendrer la Pierre.

4e. *Conſéquence.*

Les cas de ceux qui ont pris des remedes, ne peuvent être expliqués par l'effet de quelque accident.

J'en apelle à l'hiſtoire de la maladie par laquelle il paroîtra qu'il n'y a point de preuve d'aucun accident, les malades ayant d'abord jetté des écailles blanches & pourries & des fragmens, dans la quantité, de la maniére, & avec les varietés mentionnées dans les obſervations, enſuite des Pierres entiéres ou de grands morceaux ſolides, & ayant enfin été guéris de leurs maux. En ſuppoſant

que cela foit arrivé une fois en mille,
cela ne rendroit pas raifon du grand
nombre de cas extraordinaires de
cette efpéce, qui font publiés dans
cet ouvrage, & fi la probabilité tirée
d'un feul exemple eft comme d'un à
mille, que deviendra-t'elle, lorfqu'il
y aura des millions d'exemples? Il eft
ordinaire aux perfonnes attaquées de
la Pierre de jetter du gravier ou des
Pierres entiéres plus dures, & quelquefois des écailles & des fragmens, comme on peut le voir dans les hiftoires
précedentes; mais alors ces écailles &
fragmens ne font ni blancs ni mols,
comme dans les malades de Mlle. *Ste-*
phens, & font rarement fuivis d'une
Pierre entiére, ou du foulagement
des malades. De plus il eft raifonna-
ble de croire que fouvent dans ces
exemples, il y a eu quelque altération
dans le régime ou dans les remedes
pris, par lefquels l'urine naturelle a
acquis dans un petit degré le pouvoir
de diffoudre; de forte que ces évacuations des écailles ou fragmens ne peuvent être attribuées à un pur accident.
Mais ce n'eft pas ici le lieu de pourfuivre cette matiére. Perfonne ne peut

avoir vû ce que M. *Thomas* & M. *Binford* ont jetté, ou ajouter foi aux autres relations, fans apercevoir que l'urine devenue médicamenteufe doit former ou détruire la Pierre d'une maniére fort extraordinaire, & vraiment je trouve que les écailles & les fragmens jettés par les malades de Mlle. *Stephens* font plus généralement attribués à une vertu d'engendrer la Pierre, qu'à l'effet du hazard.

5ᵉ. *Conféquence.*

L'urine de ceux qui ont pris ces remedes a la vertu de diffoudre la Pierre.

En effet par la troifiéme confequence, elle n'a point le pouvoir d'engendrer la Pierre, & par la quatriéme elle fait jetter des écailles & fragmens d'une maniére qui ne peut être attribuée à aucun effet du hazard ; il ne refte donc plus qu'une vertu de diffoudre la Pierre à laquelle ces effets puiffent être attribués.

Mais la vertu diffolvante de l'urine devenue médicamenteufe reçoit auffi une preuve directe, fi les mêmes faits qui concluent contre le pouvoir d'engendrer la Pierre, & contre les accidents, font confidérés un peu différemment. Et en vérité j'ai employé du tems à examiner ces deux fupofitions purement par raport à l'opinion des autres, aucune des deux ne me paroiffant avoir la moindre évidence ou probabilité. C'eft pourquoi je tâcherai dans ce qui fuit de mettre cette affaire dans fon vrai jour, &c.

I.

Il paroît par les expériences de **M. Littre** dans les *Mémoires de l'Académie Royale des Sciences* de l'Année 1720. par celles du Docteur *Hales*, dans fon *Hæmaftatique* *, & par ce que j'ai publié jufqu'ici, que l'eau commune de différente efpéce peut diffoudre différentes Pierres tirées du Corps Humain. Ce qui fait voir qu'un menftrue acre n'eft point néceffaire pour cela, & que fouvent la fimple partie aqueufe de l'urine peut avoir la vertu de diffoudre, fi on peut d'abord détruire la qualité qu'elle a de faire des concretions & des incruftations.

** Voyez le premier Volume.*

B b iij

II.

L'odeur putride & la qualité alkaline de l'urine de ceux qui ont pris les remedes de Mlle. *Stephens*, donnent lieu de croire que fa qualité de faire des concretions & des incruſtations eſt alors détruite & favorife en même tems fa vertu diſſolvante. Car la putrefaction eſt une eſpéce de diſſolution, elle eſt très-propre à fe multiplier dans les corps contigus, & en même tems les Sels Alkalis font puiſſamment diſſolvans. Puiſque le vin en devenant vinaigre reprend fon propre tartre, & que l'eau minerale par fa putrefaction enleve les incruſtations dures qu'elle avoit formées, comme le Docteur *Hales* me l'a aſſuré, il paroît probable par analogie que l'urine putride diſſout auſſi fon tartre, qui eſt la gravelle, & les Pierres qu'elle a d'abord formées; & pluſieurs expériences faites fur l'urine naturelle devenue putride, confirment cette opinion. De forte qu'il paroît aſſez probable que les remedes qui rendent l'urine putride & alkaline, quand elle

eſt dans le corps , peuvent d'abord détruire ſa qualité propre à faire des
concretions & des incruſtations , en
faire enſuite un diſſolvant pour
les Pierres des reins & de la veſſie ,
& les faire enfin ſortir en écailles & en
fragmens pourris , ou bien les fondre &
les conſumer par degrés.

I I I.

Il paroît par les expériences précédentes que ma propre urine devenue
alkaline par les remedes diſſolvoit réellement pluſieurs Pierres , dans des circonſtances qui n'étoient pas eſſentiellement différentes de celles des Pierres
dans le corps, & il paroît en même tems
que l'urine ordinaire naturelle augmentoit des morceaux des mêmes Pierres
dans les mêmes circonſtances , conformément à ce qu'elle fait dans le corps.
Une éponge mouillée avec laquelle on
frottoit ces Pierres ne pouvoit pas être
toute la cauſe de leur deſtruction, car elles continuoient à ſe fondre après que
j'eus ceſſé de les frotter; & les Pierres mi-
ſes dans l'urine commune, qui furent exactement frottées dans les mêmes tems

& de la même maniére , se trouvérent grossies & incrustées. De plus l'urine alkaline d'une autre personne dissolvoit des Pierres que l'on n'avoit point frottées du tout , & qui par conséquent étoient dans un cas moins avantageux en comparaison des Pierres dans la vessie , puisque celles-ci doivent souffrir quelques frottemens par les mouvemens du corps & des parties adjacentes. Il suit de tout cela que l'urine qui a reçu la qualité du remede , a réellement acquis une vertu dissolvante.

I V.

La même vertu paroît encore par ce qui est rendu pendant l'usage des remedes. Le lecteur peut se rapeller ici les différentes phrases & ressemblances qui se sont presentées à différentes personnes en décrivant leurs cas, & qui ont cependant une uniformité remarquable , & un si grand raport ensemble , que rien ne s'accorde mieux à donner des marques d'une vertu dissolvante. Les substances rendues avec les urines sont de la poussiere de

Pierre, du gravier, du fable, des cha-
pelures, des flocons, des écailles, des
coquilles, des miettes, des morceaux,
des fragmens, de groſſes pieces folides, des Pierres entiéres ; & ces derniéres ont été dans pluſieurs cas cou-
vertes de parties ſemblables à celles
qu'on avoit renduës auparavant. Il y
a toutes ſortes de variété dans la forme & le volume. Elles font pour la
plûpart de couleur blanche, mais quelquefois griſes, jaunes, brunes & noires,
& quoique les morceaux ſoient en général mols & pourris comme de la ra-
clure de craie, de la chaux éteinte, ou
du vieux platras, cependant pluſieurs
ſortent durs & ſemblent avoir été ori-
ginairement plus durs, ou avoir été diminués par l'action de l'urine. Quelques
morceaux étoient durs dans un endroit,
mols dans un autre, blancs au côté ex-
térieur ou convexe, & bruns du côté
intérieur ou concave ; quelques-uns
étoient troués comme un gateau de
miel. Si l'on compare donc ces particularités, enſemble & avec la blancheur
& moleſſe des écailles & de la ſurface
extérieure des Pierres diſſoutes dans
les expériences, & ſi l'on fait attention

en même-tems à celles qu'on voit rongées & trouées , on doit être convaincu de la vertu diſſolvante de l'urine
changée par le remede.

Quoique le ſédiment blanc ne
ſoit par lui-même qu'une petite preuve , ou n'en ſoit pas même une , cependant cela s'accorde avec les autres
& les favoriſe en quelque ſorte ; car
il eſt quelquefois dur & pierreux & le
plus ſpongieux , peut contenir en proportion des parties Pierreuſes devenues
fort fines. Ainſi l'on ne peut point
faire d'objections contre le pouvoir de
diſſoudre , ſur ce que quelques perſonnes n'ont point jetté d'écailles ou de
fragmens , mais ſeulement du ſédiment
blanc , puiſqu'il peut être de la nature de
quelques Pierres de ſortir en forme impalpable , & il y en a pluſieurs
exemples dans les cas raportés. Il paroît auſſi que les parties qui conſtituent
le gravier rouge & les Pierres graveleuſes , rendues ſi conſtamment par pluſieurs perſonnes , ſont atténuées par l'u-
rine , qui a reçu l'impreſſion du remede,
& été rendue incapable de faire des concretions & qu'elles ſont chaſſées avec le
ſédiment blanc , puiſque les mêmes

perſonnes ceſſent d'en jetter durant l'uſage du remede.

Sçavoir ce que c'eſt en tout que ce ſédiment blanc ſi communément obſervé dans les malades de Mlle. *Stephens,* c'eſt ce que je ne puis dire faute d'obſervations plus exactes & déciſives; mais je donnerai volontiers mes conjectures ſur cela. Il eſt très-certain que tout ce ſédiment n'eſt point Pierre, il y en a trop pour cela, & en diffé-rens cas il eſt leger, ſpongieux, alkalin, ſavoneux. Je croirois par conſéquent qu'il eſt compoſé partie des ſels alkalis des remedes, avec une petite portion de leur huile, partie de la mucoſité des paſſages urinaires, partie du tartre de l'urine, & partie de la Pierre actuellement putréfiée; le tout en différente proportion, ſuivant la variété des cas. Je crois qu'il n'y a pas lieu de douter que des remedes capables de faire jetter une telle quantité de Pierres en écailles & en frag-mens pourris, ne puiſſent en faire ſortir dans une forme impalpable, avec le ſédiment blanc. Et puiſqu'il eſt vraiſemblable que les Pierres les plus dures ſont formées par l'attraction & la cohéſion des plus petites parties, il se peut par la même raison qu'elles soient plutôt consumées insensiblement qu'évacuées en écailles & en fragmens, & qu'il leur faut beaucoup plus de tems qu'à d'autres Pierres, soit pour leur accroissement, soit pour leur dissolution. Quoiqu'il en soit, il est raisonnable de croire que l'urine changée par les remedes les consumera à la longue; & ceux qui jettent le moindre morceau de matiére dure durant l'usage des remedes, doivent être assurés que ce sont des fragmens de la Pierre, puisque l'urine changée par le reméde empêche absolument toutes nouvelles concretions.

V.

L'examen de M. *Binford* & les aparences de la Pierre de M. *Thomas*, font de fortes présomptions en faveur de la vertu dissolvante. Quant aux examens par la sonde, il ne faut pas trop compter dessus, puisquil paroît par le cas de M. *Ravenell* que M. *Cheselden* a manqué de trouver une Pierre trois fois successivement. Mais alors l'avoir trouvée la 4ᵉ. fois, ne fera rien

non plus contre la vertu diſſolvante ,
parce qu'il peut ſe faire qu'elle ait été
plus groſſe , ou que M. *Ravenell* en
eût plus d'une.

V I.

Le ſoulagement trouvé par quelques
perſonnes durant l'uſage des remedes,
qui par eux-mêmes ſont irritans, prouve que les ſurfaces des Pierres étoient
amolies , & il étoit bien difficile qu'ils
euſſent été entiérement délivrés de
leurs maux, à moins que dans ces cas-
là les Pierres n'ayent été entiérement
conſumées ou fondües. La continuation
des douleurs pendant un long-tems malgré l'uſage des remedes , ou le retour
des douleurs après avoir quitté les remedes, ne prouvent rien non plus contre leur vertu diſſolvante. Quelques
Pierres peuvent ſe fondre ſans être
rendues beaucoup plus molles , les
paſſages urinaires peuvent être tendres
d'une façon particuliére , ou l'urine
avoir quelque acrimonie particuliére ,
& ceux qui ceſſent de les prendre peuvent le faire avant que tout ſoit ſorti,
ou peuvent avoir une nouvelle Pierre

engendrée depuis qu'ils les ont quittés,
&c. De plus on peut voir que différentes négligences ou irrégularités
dans tous les cas de cette espéce, doivent souvent empêcher les bons effets
des remedes. Ce n'est point du tout
une chose nouvelle ni surprenante que
les meilleurs remedes manquent en
plusieurs cas , par différentes raisons;
mais il est difficilement possible que des
remedes diuretiques capables d'irriter
puissent faire du bien dans le cas de
la Pierre, à moins qu'ils n'ayent une
vertu dissolvante; & ainsi la premiére question faite au commencement de
cet ouvrage , éclaircit la seconde , &
toutes deux sont répondues en faveur
des remedes de Mlle. *Stephens.*

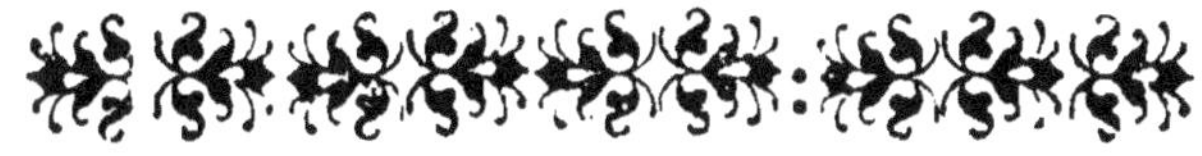

AVIS
DU
DOCTEUR
HARTLEY,

Imprimé dans le premier ouvrage, sur les propositions pour rendre public le remede de Mademoiselle Stephens.

LE crédit du remede de Mlle. *Stephens* pour la Pierre, a été depuis peu si bien établi, que plusieurs personnes de la première distinction l'ont jugé digne de leur protection & de leur encouragement, & ont souhaité de pouvoir trouver quelque moyen de le rendre public; car jusques à present les bons effets de ce

remede fe bornent à peu de perfonnes,
Mlle. *Stephens* ne pouvant pas fuffire
elle feule à le préparer pour un plus
grand nombre, ni employer quelqu'un
avec elle pour y travailler, fans découvrir un fecret qui lui eft fi profitable,
& eft en effet toute fa fubfiftance.
Mais il y a dans tous les endroits du
monde grand nombre de perfonnes attaquées de la Pierre, que leur état rend
dignes de toute forte de compaffion &
de foulagement, car leurs fouffrances
font plus cruelles que dans prefque
toute autre maladie. Il eft probable
de plus que ce remede qui produit un
effet auffi extraordinaire fur les urines,
que de les rendre alkalines & capables de diffoudre la Pierre, peut avoir
plufieurs autres ufages & aplications
entre les mains d'un Médecin & être
une fource de découvertes utiles au
corps humain, & c'eft un fait que plufieurs de ceux qui l'ont pris, en ont trouvé toute leur fanté ameliorée. Ce font
ces motifs qui m'ont engagé à faire
tous mes efforts, depuis que je connois la bonté de ce remede, premié-
rement pour porter Mlle. *Stephens* à
communiquer fon fecret ; en fecond
lieu

lieu pour engager le public à lui faire pour cela une gratification convena-ble; & je n'ai fait aucune démarche fans demander l'avis & l'affiftance de mes amis. Je fuis maintenant entié-rement convaincu que plufieurs Pier-res, foit dans les reins, foit dans la veffie, ont été diffoutes par la vertu de ce remede; & je ne fais point diffi-culté d'affurer que tous ceux qui pren-droient la peine de faire les recherches que j'ai faites, en feroient également convaincus, & fur-tout puifque les expériences que j'ai publiées, prouvent que l'opinion générale de la néceffité d'une liqueur acre pour diffoudre la Pierre, paroit être mal fondée. Après bien des moyens différens que l'on a propofés pour rendre ce remede pu-blic, & qui ont été rejettés, à cau-fe des difficultés qui les accompa-gnoient, on m'en a enfin indiqué un contre lequel je préfume qu'on ne peut rien objeéter, puifque plu-fieurs grands-Seigneurs, s'y font fi généreufement intereffés, en vou-lant bien être également caution au public que fon argent ne fera pas mal employé, & à Mlle *Stephens* qu'elle ne

C c

perdra point toute fa peine en décou-
vrant un fecret d'une fi grande importance pour tout le monde. Le Docteur *Shaw* & moi avons l'honneur
de nous joindre à tous ces Seigneurs,
comme ayant fait des recherches particulieres fur les effets de ce remede,
& pour recevoir & rendre compte
de tout ce qui fera payé dans la
fuite.

Le 3. Avril 1738.

PROPOSITIONS.

I.

L'On propofe que la fomme de cinq
mille livres Sterling foit levée par
forme de contribution ; que toutes les
perfonnes qui voudront favorifer ce
projet, payent leurs contributions,
celles de leurs amis & de leurs connoif-
fances, entre les mains de M. *François
Child*, Banquier à *Temple-Bar*, ou de
M. *Drummond*, Banquier à *Charing-
Crofs*, & que ces deux Meffieurs pla-
cent chaque mille livres Sterling, à

mesure qu'on recevra, dans les annui-
tés de la Mer du Sud, aux noms de M.
Jean Potter, Archevêque de *Cantorbery*, de M. le Comte de *Godolphin*, Garde du Sceau privé, de M. le Duc de
Richmond & de *Lenox*, de M. le Duc
de *Montaguë*, de M. le Comte de *Pembroke*, de M. le Comte de *Scarborough*,
de M. le Vicomte de *Lonsdale*, de M.
Martin Benson, Evêque de *Glocester*,
de M. *Thomas Secker*, Evêque d'*Oxford*, de Milord *Baltimore*, de M. *Arthur Onslovv*, Orateur de la Chambre
des Communes, de M. *Estienne Poyntz*,
de M. *Thomas Tovvnshend*, du Docteur *Shavv*, & du Docteur *Hartley*,
lesquels tous seront dépositaires de ladite somme, & Juges entre le Public
& Mlle. *Stephens*.

I I.

L'on propose que dès que l'on aura
reçu les cinq mille livres Sterling, Mlle.
Stephens découvrira son secret, & qu'il
sera rendu public.

III.

Que Mlle. *Stephens* recevra l'intérêt
de cette somme jufqu'à ce qu'on ait
fait des épreuves fuffifantes de la bonté du remede qu'elle aura découvert, &
qu'elle touchera le principal, s'il eft jugé par les dépofitaires ci-deffus mentionnés, ou par la plus grande partie
d'eux, que ce remede eft capable de
diffoudre la Pierre dans la veffie; que fi
au contraire il ne paroit pas tel, le
principal fera rendu à ceux qui auront
donné l'argent.

Lifte des Contributions , &c.

L A' Lifte de ceux qui avoient contribué pour les remedes de Mlle.
Stephens depuis le 11. *Avril* 1738. jufques au 24. *Février* 1739. contient
189. contribuans , dont 178. font
nommés , & parmi ceux-ci fe trouvent
des gens de grande diftinction , & (ce
qui ne doit pas être oublié) des Médecins & Chirurgiens ; parmi les autres ,
trois font fimplement défignés par des
Lettres initiales ; huit font inconnus ,
& deux de ces derniers font en compa-
gnie.

Le total de la fomme fournie jufqu'a-
lors , eft de 1387. livres, 13. fols Sterling , ce qui fait , monnoye de France ,
environ 31915 livres, 19. fols.

F I N.

de l'Ouvrage du Docteur Hartley.

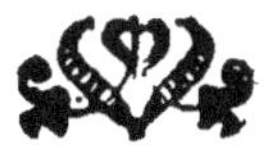

AVERTISSEMENT
DU TRADUCTEUR.

M.D.B.. Mlle. Stephens, *n'ayant pu obtenir par la voye des contributions*, *la somme qu'elle demandoit pour donner son remede au public*, *le Parlement d'Angleterre a voulu que l'on n'en fût pas privé plus long-tems & que tout le monde pût en profiter en cas qu'il fût bon*, *& que des expériences certaines répondissent de ses succès. Il fit en conséquence l'Acte conditionel, dont on va lire la traduction exacte & litterale.*

L'an douziéme du regne de *George Second*, Roi de la Grande-Bretagne, de France & d'Irlande.

DAns le Parlement commen- cé & tenu à Westminster, le 14. Janvier de l'année 1734. la huitiéme année du régne de notre Souverain Seigneur, George Second, par la grace de Dieu, Roi de la Grande Bretagne, de France & d'Irlande, défenseur de la Foi, &c. Et depuis continué par différentes prorogations au premier jour de Février 1738. étant la cinquiéme session de ce present Parlement.

A LONDRES.

Imprimé chez *Jean Baskett* Impri- meur du Roi. 1739.

L'AN DOUZIEME

DU ROI GEORGE SECOND.

Acte pour assurer une ré-compense à Jeanne *Stephens*, afin qu'elle rende publique la préparation des remedes dont elle se sert pour guérir la Pierre.

JEanne Stephens, *de la Ville de* Westminster * *fille non ma-riées, connoissant & sçachant la maniére de préparer des remedes qui, par un pouvoir dissolvant, paroissent capables d'éloigner la*

---

* *Spinster* en Anglois ; c'est le titre qu'on donne dans les Actes publics aux filles non mariées, qui sont au-dessous des filles de Vicomte.

cause

cause de la douloureuse maladie de la Pierre, & peuvent être perfectionnés & donnés avec plus de succès quand ils seront découverts à des personnes habiles dans la Médecine ; pour encourager ladite Jeanne Stephens, à en faire la découverte, & pour lui assurer une récompense, en cas que lesdits remedes ayent été soumis à l'examen de Juges préposés, & par eux trouvés dignes de la récompense assurée par cet Acte. *PLAISE A VOTRE MAJESTE'* qu'il puisse être ordonné, & qu'il soit ordonné par la très-excellente majesté du Roi, par & avec l'avis & le consentement des Lords Spirituels & temporels, & des Communes assemblées dans ce present Parlement & par l'autorité des mêmes que de toutes ou de quelques-unes des Aydes ou subsides accordés à sa Majesté pour le service de l'année 1739. il puisse & il doive en être appliqué &

5000. l. accordés sur les subsides pour la découverte des remedes de Mlle Stephens

D d

payé à ladite Jeanne Stephens, *ou ses héritiers, ses Procureurs ou ses ayant cause, la somme de 5000. sterlings, à condition qu'aussi-tôt que cet Acte aura passé, elle publiera lesdites medecines, & la manière de les préparer, avec toute la promptitude convenable, de la façon dont sa Grace* Jean *Lord Archevêque de* Cantorbery, *le très-honorable* Philippe *Lord* Hardwicke, *le Lord Grand* Chancelier *de la Grande-Bretagne, le très-honorable* Spencer *Comte de* Wilmington, *le Lord* Président du Conseil, *le très-honorable* François *Comte* Godolphin, *le Lord* Garde du sceau privé, Lionel *Duc de* Dorset, *le Lord* Grand-Maître *de la maison du* Roi, Charles *Duc de* Grafton, *le* Grand-Chambellan *de la maison du Roi,* Charles *Duc de* Richmond *& de* Lenox, Jean *Duc de* Montagu, *le très-honorable*

Henri *Comte de* Pembroke *&*
Montgomery, *le très-honorable*
Richard *Comte de* Scarborough,
le très-honorable Henri *Lord Vi-*
comte Lonſdale, *le très-Reverend*
Martin *Lord Evèque de* Gloucef-
ter , *le très-Reverend* Thomas
Lord Evèque d'Oxford, *le très-*
honorable Arthur Onſlow *Ecuyer,*
Orateur *de l'honorable* Chambre
des Communes, *le très-honorable*
Henri Hyde *Ecuyer, connu or-*
dinairement ſous le nom de Lord
Vicomte Cornbury, *le très-hono-*
rable Charles *Lord* Baltimore
dans le Royaume d'Irlande , *le*
très-honorable Robert Walpole
Chevalier du très-Noble Ordre de
la Jarretiere , & Chancelier de
l'Echiquier , le très - honorable
Etienne Poyntz *Ecuyer, l'hono-*
rable Thomas Townshend *Ecuyer,*
le Reverend Docteur Etienne Hales , *le Docteur* Thomas Pellet
Préſident du College Royal des

Médecins, *le Docteur* Jean Gardiner, *le Docteur* Robert Nesbitt, *le Docteur* Simon Burton, *& le Docteur* Guillaume Whitaker, *Censeurs du Collége Royal des Médecins*, *le Docteur* Pierre Shaw, David Hartley, *Maître ès Arts*, Guillaume Cheselden *Ecuyer*, *Chirurgien de l'Hôpital de* Chelsea, César Hawkins *Ecuyer*, *Chirurgien de Son Altesse Royale le Prince de* Galles, *Maître* Samuel Sharp *Chirurgien de l'Hôpital* Guy *ou les survivans d'eux, ou la plus grande partie d'entre-eux, en conviendront ou l'approuveront & sous la condition expresse que lesdits remedes ainsi découverts seront examinés & approuvés par ledit Lord Archevêque de* Cantorbery, Philippe Hardwicke, Spencer *Comte de* Wilmington, François *Comte* Godolphin, Lionel *Duc de* Dorset, Charles *Duc de* Graf-

(Pour être pareux examinés & approuvés.)

ton, Charles *Duc de* Richmond *&* Lenox, Jean *Duc de* Montagu, Henri *Comte de* Pembroke *&* Montgomery, Richard *Comte de* Scarborough, Henri *Lord Vicomte* Lonsdale, Martin *Lord Evèque de* Gloucester, Thomas *Lord Evèque* d'Oxford, Arthur Onslow *Ecuyer*, Henri Hyde *Ecuyer*, *communément appellé Lord Vicomte* Cornbury, Charles *Lord* Baltimore, Robert Walpole, *Chevalier du très-Noble Ordre de la Jarretiére*, Etienne Poyntz *Ecuyer*, Thomas Townshend *Ecuyer*, *le Docteur* Etienne Hales, *le Docteur* Thomas Pellet, *le Docteur* Jean Gardiner, *le Docteur* Robert Nesbitt, *le Docteur* Simon Burton, *le Docteur* Guillaume Whitaker, *le Docteur* Pierre Shaw, David Hartley, Guillaume Cheselden *Ecuyer*, Coesar Hawkins *Ecuyer*, *&* Samuel Sharp *ou les survivans d'eux ou la plus grande partie d'entre-eux, ou des survivans d'eux, & les Commis de la Tréforerie de fa Majefté, ou trois ou davantage d'entre-eux, ou le Lord Grand-Treforier, ou trois ou davantage des Commis de la Treforerie pour lors en exercice, font par cet acte autorifés & requis à faire le payement & à livrer ladite fomme de 5000. livres à ladite* Jeanne Stephens, *fes héritiers, ayant caufe ou porteurs de procuration, en produifant un Certificat figné dudit* Lord Archevêque de Cantorbery, Philippe *Lord* Hardwicke, Spencer *Comte de* Wilmington, François *Comte* Godolphin, Lionel *Duc de* Dorfet, Charles *Duc de* Grafton, Charles *Duc de* Richmond *&* Lenox, Jean *Duc de* Montagu, Henri *Comte de* Pembroke *&* Montgomery, Richard *Comte de* Scarborough,

La treforerie payera ladite fomme fur le Certificat fimple.

Henri *Lord Vicomte* Lonſdale,
Martin *Lord Evêque de* Glou-
ceſter, Thomas *Lord Evêque*
*d'*Oxford , Arthur Onſlow
Ecuyer , Henri Hyde *Ecuyer,*
communément appellé Lord Vi-
comte Cornbury , Charles *Lord*
Baltimore , Robert Walpole,
Chevalier du très-Noble Ordre de
la Jarretiere , Etienne Poyntz
Ecuyer , Thomas Townſhend
Ecuyer , le Docteur Etienne Hales, *le Docteur* Thomas Pellet,
le Docteur Jean Gardiner, *le*
Docteur Robert Neſbitt, *le Do-*
cteur Simon Burton, *le Docteur*
Guillaume Whitaker, *le Doc-*
teur Pierre Shavv, David Hartley , Guillaume Cheſelden
Ecuyer , Cæſar Havvkins *Ecuyer,*
& Samuel Sharp *ou les ſurvivans*
d'eux ou la plus grande partie d'en-
tre-eux ou des ſurvivans d'eux,
dans lequel Certificat il ſera mar-
qué que ladite Jeanne Stephens ,
D d iiij

auſſi-tòt après l'Acte paſſé, aſ ait
la découverte, avec toute la promptitude convenable, & à leur ſatisfaction, pour l'uſage du public,
deſdits remedes, & de la maniére
de les préparer & qu'ils ont examiné ces remedes, & qu'ils ſont
convaincus par expérience de leur
utilité, efficacité & pouvoir de
diſſoudre la Pierre.

RECETTE (a)

DES REMEDES de Mademoiselle JEANNE STEPHENS, *pour guérir la Pierre & la Gravelle, avec la maniere de les préparer & de les donner ; publiée par ordre du Parlement d'Angleterre, à la fin de l'Acte qui assûre à cette Demoiselle une récompense de cinq mille livres* (1) *Sterlings.*

CEs Remedes font une Poudre , M. D. B. une Décoction & des Pillules.

La Poudre eſt compoſée de Coquilles d'Oeufs calcinées & de Limaçons calcinés.

(a) C'eſt la même qui a été imprimée il y a ſix mois.

(1) C'eſt environ cent quatorze mille livres de notre Monnoye.

Pour faire la Décoction , on met bouillir quelques herbes dans de l'eau , avec une boule compofée de Savon , de petit (2) Creffon fauvage brûlé jufqu'à noirceur (3) , & de Miel.

Les Pillules font faites avec des Limaçons calcinés , de la graine de (4) Carotte fauvage , de la graine de (5) Bardane , des graines de Fréne , renfermées dans leurs follicules membraneux (6), des Grateculs (7), des fruits ou bayes d'Aubépine (8), (le tout brûlé jufqu'à noirceur) du Savon & du Miel.

Préparation de la Poudre.

Prenez des Coquilles d'Oeufs de Poules , bien féches , bien nettes , &

---

(2) *Nafturtium fylveftre , capfulis criftatis.* Inft. *Coronopus Ruellii. Nafturtium Porcinum.* Swines-Creff.

(3) C'eft-à-dire , jufqu'à ce que la Plante ne rende plus de fumée.

(4) *Daucus vulgaris.* Cluf. Wild Carott

(5) Burdock.

(6) Ashen Keys. *Folliculi Fraxini.*

(7) *Rofa , fylveftris , inodora , feu canina.* Park. Theat. Hips.

(8) *Mefpilus Apii folio , fylveftris fpinofa five Oxyacantha.* C. B. P. Hawes.

où il ne soit rien resté des blancs. Ecra-
sez-les bien avec les mains , & rem-
plissez-en legerement un Creuset de la
douziéme grandeur , c'est-à-dire un
Creuset contenant près de trois chopi-
nes. Placez ce Creuset dans le feu, cou-
vrez-le d'une tuile , mettez des charbons pardessus , & tenez-le au milieu
d'un feu clair très-violent , jusqu'à ce
que les Coquilles d'Oeufs soient calcinées au gris blanc , & qu'elles ayent
acquis un goût âcre salé. Cette opération demande au moins huit heures.
Quand les Coquilles auront été ainsi
calcinées , mettez-les dans un vaisseau
de terre bien sec & bien net , que vous
ne remplirez que jusqu'aux trois quarts,
afin que les Coquilles trouvent de
l'espace , lorsqu'elles viendront à
se gonfler ; laissez dans un lieu sec
ce vaisseau , pendant deux mois ,
mais pas davantage. Dans cet intervalle
de tems , les Coquilles d'Oeufs pren-
dront un goût plus doux , & la partie
qui sera suffisamment calcinée, devien-
dra assez fine pour passer à travers un
tamis de crin ordinaire; car il faut la ta-
miser.

Pareillement, il faut prendre des Limaçons de jardin avec leurs Coquilles, les bien nettoyer, ôter la terre qui les entoure, en remplir un creuſet de la même grandeur que celui qui a ſervi pour les Coquilles d’Oeuſs, couvrir ce creuſet, le placer au feu comme dans l’opération précédente, & l’y laiſſer juſqu’à ce que les Limaçons ayent ceſſé de fumer, c’eſt-à-dire, pendant environ une heure, mais il ne faut pas qu’il y reſte davantage. Auſſi-tôt qu’on aura retiré les Limaçons du creuſet, il faudra les réduire dans un mortier en une poudre fine, qui doit devenir d’un gris fort obſcur, ſi l’opération a été bien faite.

Remarque. Si l’on ſe ſert de charbon de terre, il faudra, pour que le feu ſoit plus clair au-deſſus des creuſets, mettre ſur les tuiles qui les couvrent, de gros morceaux de charbon à demi conſommés, & non pas du charbon neuf.

Quand ces Poudres ſont ainſi préparées, il faut mêler enſemble ſix parties de Poudre de Coquilles d’Oeufs, & une partie de Poudre de Limaçons, les pulvériſer dans un mortier, & paſſer la Poudre au travers d’un tamis fin.

Auſſi-tôt après , il faut renfermer ce mêlange dans des bouteilles de verre bien bouchées , & le conſerver pour l'uſage dans un lieu ſec. On a toujours ajouté au mêlange un peu de Creſſon ſauvage brûlé juſqu'à noirceur & pulvériſé très-fin , mais ce n'a été que pour déguiſer le Remede.

On peut préparer les Coquilles d'Oeufs pendant toute l'année, le meilleur tems eſt cependant l'Eté ; la préparation des Limaçons ne doit ſe faire que pendant les mois de *Mai*, *Juin*, *Juillet* & *Août*, & de tous ces mois je préfere celui de *Mai*.

Préparation de la Décoction.

Prenez quatre onces & demie du meilleur Savon d'Alicante , battez-le dans un mortier avec une bonne cueillerée de Creſſon ſauvage brûlé juſqu'à noirceur , & avec autant de Miel , juſqu'à ce que le tout ſoit réduit en conſiſtence de pâte ; formez-en une boule.

Prenez cette boule , & prenez des feüilles ou des fleurs vertes de Camomille , des feüilles de (9) Fenouil ,

---

(9) *Fœniculum dulce.* C. B.

des feüilles de Perſil & des feüilles de Bardane auſſi vertes, de chacune une once. Si ces Plantes ne ſont pas vertes & fraîches, prenez une once de leur racine. Hachez les herbes ou les racines, coupez par tranche la boule de pâte, & faites boüillir le tout pendant une demie heure dans deux pintes d'eau de riviere, (d'eau propre à laver le linge,) paſſez enſuite cette Décoction, & mêlez-y du Miel pour l'adoucir.

Préparation des Pillules.

Prenez des meſures ou quantités égales de Limaçons calcinés, de ſemence de Carotte ſauvage, de ſemence de Bardane, de fruits de Frêne, de Grateculs & de bayes d'Aubepine ; faites-les brûler juſqu'à noirceur, ou, ce qui eſt la même choſe, juſqu'à ce qu'ils ceſſent de rendre de la fumée ; mêlez-les enſemble, pulveriſez-les dans un mortier, & les paſſez à travers un tamis très-fin. Prenez enſuite une grande cueillerée de ce mêlange, & quatre onces du meilleur Savon d'Alicante, & avec ſuffiſante quantité de Miel, réduifez-les dans un mortier en confiftance de Pillules. Chaque once de cette compofition doit faire foixante Pillules.

Maniere de donner ces Préparations.

Quand il y a une Pierre dans la veffie ou dans les reins , il faut prendre de la Poudre trois fois par jour , c'eft-à-dire, le matin après le déjeûner, l'après-midi fur les cinq ou fix heures , & le foir avant que de fe mettre au lit ; la dofe eft une dragme , ou 56. grains , poids de marc ; il faut prendre cette Poudre dans quatre cueillerées de vin blanc , de cidre ou de punche leger. Après chaque dofe, il faut boire un demi-feptier de la Décoction froide ou tiede.

Ces Remedes caufent quelquefois beaucoup de douleur dans les commencemens , pour lors il faut donner au Malade une opiate , un anodin , un calmant , & en réiterer l'ufage dans le befoin.

Si le Malade eft conftipé pendant l'ufage de ces Remedes , il faut lui donner un Electuaire lénitif , ou quelque autre laxatif ; mais pendant le tems feulement que durera son incommodité , car il faut avoir grande attention en tout tems d'empêcher le devoyement , parce qu'il entraîneroit les Remedes ; & si même par malheur le devoyement survient , il faut augmenter la dose de la Poudre qui est astringente , ou diminuer celle de la Décoction qui est laxative , ou bien avoir recours à quelque autre moyen , suivant l'avis des Médecins.

Pendant l'usage de ces Remedes , il ne faut point manger de mets salés , il ne faut pas boire de vin rouge ni de lait ; il faut prendre peu de liquide , & faire un exercice moderé , afin que l'urine s'impregne davantage de ces Remedes , & qu'elle soit retenuë plus long-tems dans la vessie.

Si l'estomac ne peut pas supporter la Décoction , il faut prendre , après chaque dose de Poudre , un sixiéme de la boule en Pillules.

Si la personne est âgée , d'une constitution foible ou fort abattuë par les douleurs ou par la perte de l'appetit , il faut faire entrer dans la composition de laPoudreune plus grande dose de Limaçons calcinés ; on peut même , suivant

vant l'exigence des cas, augmenter cette doſe juſqu'à ce qu'il y ait parties égales de Poudre de Limaçons & de Poudre de Coquilles d'Oeufs.

On peut auſſi , pour les mêmes raiſons , diminuer la quantité des deux Poudres , & celle de la Décoction ; mais il faudra revenir à la doſe complette auſſi-tôt que le Malade le pourra.

Aux Herbes & aux Racines dont on vient de parler , Mlle. *Stephens* en a quelquefois ſubſtitué d'autres , comme la Mauve ordinaire , la Guimauve , la Millefeuille rouge & blanche , la Dent de Lion , le Creſſon d'eau & la Racine de Cran (10). Elle n'a trouvé dans toutes ces Plantes aucune différence eſſentieile.

Le principal uſage des Pillules eſt dans des accès de nephrétique accompagnés de douleurs dans les reins , & de vomiſſemens , & dans des ſuppreſſions d'urine occaſionnées par une obſtruction dans les ureteres. Il faut dans ces cas que le Malade prenne toutes les

---

(10) *Cochlearia folio cubitali.* Inſt.

heures , jour & nuit , s'il ne repofe pas,
cinq Pillules , jufqu'à ce que fes douleurs foient diffipées.

Les perfonnes fujettes à la Gravelle,
ou à rendre du gravier , en prévien-
dront la formation , fi elles prennent
tous les jours dix ou quinze de ces
Pillules.

Cette Recette a été publiée à *Londres*, le 27.
Juin 1739. N. S. & certifiée véritable.

Lettre de Monsieur Hartley *à Monsieur* Morand.

Le 22. Novembre 1739.

V. S.

MONSIEUR,

J'ai appris que vous avez plusieurs M. M. Malades à qui vous faites prendre les Remedes de Mlle. *Stephens* pour la Pierre, & j'espere que vous me pardonnerez la peine, que je vous donne de m'informer du succés. Je connois votre caractere & votre capacité, & je ne doute pas que vous ne soyez bientôt en état de donner au Public des preuves de l'efficacité ou inefficacité de ces Remedes pour dissoudre la Pierre des reins & de la vessie. J'aurois dû dire tout d'un coup efficacité, car j'en suis persuadé depuis long-tems, & il ne me reste pas sur cela le moindre doute. Ma maladie m'a engagé à être très-exact & très-attentif dans mes recherches , & elles m'ont abſolument convaincu du fait ; cependant j'attendrai encore avec impartialité le réſultat de vos expériences.

Je vous apprendrai , Monſieur, que depuis l'Acte du Parlement , deux Malades à qui on avoit trouvé la Pierre dans la veſſie , & qui étoient tourmentés des ſimptômes ordinaires , l'un depuis ſix ans , & l'autre depuis huit , ſont entierement guéris. On les a examinés de nouveau , & on ne leur a point trouvé de Pierre, ils doivent l'être encore une troiſiéme fois dans huit ou dix jours ; & ſi ce ſuccès eſt confirmé, j'eſpere qu'il fera bien changer d'opinion ici.

Il eſt mort depuis ſix ſemaines quelqu'un qui a uſé des Remedes de Mademoiſelle *Stephens* pendant pluſieurs ſemaines , & ſur la Pierre qu'on lui a tirée , l'on voit des marques évidentes qu'elle eſt diſſoute en partie : le Malade étoit fort vieux & mourant , quand il commença les Remedes , cependant ils le ſoulagerent & lui firent jetter une grande quantité d'écailles molles. On a obſervé ici aſſez conſtamment que les Remedes ont plus d'effet chez les perſonnes âgées , & ſur ceux qui ont de grandes douleurs , que ſur les autres. M. *Cheſelden* ſe pro-poſe de donner dans la nouvelle édi-tion de ſon Anatomie, la figure de cette Pierre , & de celles de M. *Carteret*, de M. *Undervood* , & d'une autre perſon-ne morte à *Briſtol* ; il trouve dans tou-tes ces Pierres des preuves évidentes de l'effet des Remedes de Mlle. *Stephens.*

Nous ne ſuivons plus préſentement à la lettre la Recette imprimée , nous ſupprimons les Plantes & nous faiſons diſſoudre la même quantité de Savon dans une moindre quantité d'eau , par-ce qu'il eſt d'une grande importance que l'urine en ſoit fortement impre-gnée. Je crois auſſi que les Coquilles de Limaçon ſont inutiles ; Made-moiſelle *Stephens* n'ordonnoit pas qu'el-les fuſſent calcinées en une eſpéce de Chaux , mais ſeulement en une poudre noirâtre. Le principal eſt que le Malade prenne conſtamment une ſuffi-ſante quantité de Coquilles d'Oeufs bien calcinées en chaux , & de Savon d'Alicante , & en telle proportion que le Remede ne lâche & ne conſtipe point

trop. La quantité ordonnée par Mlle.
Stephens eſt bonne généralement parlant, mais ſi le Malade en peut prendre
davantage, il n'en fera que mieux.

Je ſuis, &c.

D. HARTLEY.

Les deux perſonnes dont il eſt parlé
dans ma Lettre, ont jetté une grande
quantité d'écailles & de fragmens.

Réponse de M. Morand *à M*. Hartley.

Monsieur,

Je suis extrémement flaté de la confiance que vous me marquez à l'occasion du remede de Mlle. *Stephens*, & je ferai exactement ce qui dépendra de moi pour y répondre : il est vrai que j'ai actuellement en expérience un grand nombre de malades attaqués de la Pierre, que j'ai presque tous fondés moi-même ; ces expériences ne font pas affés avancées pour en préfenter le réfultat au public, mais on en peut déja conclure que ce remede n'a point d'inconvénient, & on en doit efpérer quelque chofe de plus, car plufieurs de ces malades ont jetté des écailles de Pierre, & quelques-uns, des fragmens dont la groffeur & la confiftance font bien dignes de remarque.

Vous ferez inftruit des premiers, Monfieur, du fuccès de toutes les

expériences commencées ; en attendant que cela paroiſſe , j'ai traduit
votre ouvrage en françois , & cette
Traduction va être imprimée inceſſa-
ment. Je vous ſuplie, Monſieur, de me
faire tenir un exemplaire de votre Ouvrage en Anglois , & un de celui du
Docteur *Kirkpatrick.* M. *Monſey* qui
accompagne Milord *Keith* à *Londres,*
& qui aura l'honneur de vous remettre ma lettre , s'en chargera , & comme je ſouhaiterois , Monſieur, avoir
tout ce qui s'eſt fait ſur cette matiére,
je vous prie encore de m'envoyer les
Deſſeins (s'il eſt poſſible) des Pierres
de Mr. *Carteret*, de M. *Undervvood*,
& du malade mort à *Briſtol*, avec
l'ouvrage intitulé : *a full Examination.*

Avertiſſement

Avertissement au sujet de l'Observation de *M*. Carteret.

COmme entre plusieurs écrits contre les remedes de Mlle. *Stephens*, il y en a un dont on a répandu des copies à *Londres* & à *Paris*, dans lequel il paroît qu'on fait valoir ce qui a été trouvé à l'ouverture du cadavre de *M. Carteret*, mort depuis que l'ouvrage de *M. Hartley* a été publié; *M. Morand* a cru qu'il étoit important d'approfondir cette observation, & s'est adressé pour cela à Mrs. *Chefelden* & *Sharp*, nommés Commissaires par le Parlement d'*Angleterre*. Il en a reçû les lettres suivantes, dans lesquelles on voit qu'il y a des conséquences à tirer à l'avantage des remedes, même des Pierres trouvées dans la vessie de *M. Carteret*.

Traduction de la Lettre de M. Chefelden, *à Mr.* Morand.

Londres le 4. Janvier 17$\frac{12}{40}$.

M. *Carteret*, a pris les remedes de Mlle. *Stephens* pendant environ deux ans, pendant tout ce tems-là il a jetté des écaillesde Pierre,qui étoient évidemment des morceaux de quelques Pierres plus groffes, & il étoit beaucoup moins incommodé, jufques à ce que je fus mandé pour lui ôter par une incifion la Pierre marquée, N°. 1. qui étoit engagée dans l'urêtre fort près de la veffie. Depuis ce tems-là il ceffa de prendre le remede. Environ un an après il mourut,on en fit l'ouverture, & on lui tira de la veffie les deux autres Pierres marquées 2. & 3. ces deux Pierres étoient dures & unies, & elles en renfermoient deux autres fi exactement qu'on pouvoit les entendre fonner comme une amande féche dans fon noyau ; celles-ci étoient de la même couleur, & de

Voyez la planche.

confiſtance molle & facile à écraſer, de même que celle que j'avois tirée par l'opération, & quoiqu'alors il y eût trois Pierres dans la veſſie, il n'y avoit pas la moindre poliſſure ou im- preſſion ſur aucune. Je crois que les Conſéquences qu'on doit tirer de ce fait ſont fort claires ; je n'ai point ces Pierres, mais je les ai fait deſſiner de mémoire, & quoique la Reſſemblance ne ſoit point parfaite, il y en a aſſés pour donner une juſte idée de la choſe : je compte d'en faire mention dans une nouvelle édition de mon Anato- mie, &c.

Lettre (ᵃ) *de M.* Sharp *à* M. Morand.

Monsieur,

J'ai reçû l'honneur de votre obli‑geante Lettre, à laquelle je répons avec beaucoup de plaifir. Voici ce que j'ai à y répondre.

Depuis que j'ai fait voir la Pierre de M. *Undervvood* qui a des marques de diſſolution, il y a eu bien des choſes qui ſe font paſſées à la confirmation de ce qui a été avancé ſur l'utilité du remede de Mlle. *Stephens*; car outre des exemples de la parfaite guériſon de pluſieurs malades, depuis la publi‑cation du Livre du Docteur *Hartley*, dont il a fait mention, (leſquels pour‑tant n'ont pas été regardés par ceux qui ſe font mocqués de toutes les preu‑ves,) j'ai eû moi-même l'occaſion d'ajouter à la probabilité de la choſe, par quelques autres exemples de Pierres rongées, par la diſſolution que j'ai trouvée dans les Veſſies de cer‑taines perſonnes qui venoient à mou‑

(a) Cette lettre paroit ici telle qu'elle a été écrite par M. *Sharp.*

fir pendant le tems de prendre le remede, & encore, par ce qui eſt arrivé en
ouvrant le corps de M. *Carteret* Maître Général des Poſtes, dont vous avez
l'hiſtoire'dans le Livre du Docteur*Har-*
tley. Dans le tems que M. *Carteret* écrivoit ſon cas, il ſe croioit tout à fait
guéri de ſa maladie qu'il avoit ſouf-
ferte plus de 20. ans, & quoiqu'il ne
ceſſât point de vuider des morceaux de
Pierres : & à cauſe de cela ſes amis
étoient employez de le prier de continuer le remede encore quelque tems ;
cependant, ou il avoit tant de dé-
gout à le prendre, ou il étoit ſi bien
perſuadé de ſa guériſon, qu'on ne
pouvoit pas l'empêcher d'attribuer ce
qu'il ſouffroit à une inflammation de
la veſſie, & non pas au réſidu d'une
Pierre. En effet il diſcontinua le remede, & deux ans après il eſt mort d'une
fiévre létargique. J'avois eu l'honneur
de lui faire une viſite quelques jours
avant ſa maladie, & je lui fis bien des
queſtions ; mais tout ce que je pus apprendre de lui à l'égard de ſon état,
portoit qu'il étoit plus aiſé depuis
qu'il avoit pris le remede qu'il ne l'é-
toit de 20. ans auparavant. En l'ou-

vrant j'ai ôté deux Pierres de la groffeur d'une Chataigne égales & polies,
mais en les fciant, j'ai trouvé deux
Pierres pourries & rongées, contenues
comme un noyau dans une coquille,
& même avant que de fcier la coquille, je pouvois fecouer le Noyau & le
faire fonner ; ce qui au moins eft un
Phénoméne très-extraordinaire, &
confidérant ce que je cherchois, ce qui
s'eft préfenté, eft une affés bonne preuve de l'acroiffement de la coquille au
deffus du réfidu de la Pierre, qui reftoit
après la difcontinuation du Remede.

Depuis que le Parlement a donné
à Mlle. *Stephens* 5000. liv. fterlins,
à condition que les expériences
faites après l'acte vérifieroient fes pro-
meffes, je me fuis donné beaucoup
de peine à obferver ce qui s'eft paffé
à l'égard de l'efficace de fes Remedes,
& à l'heure qu'il eft, il n'y a prefque
perfonne qui s'y oppofe davantage,
en forte que dans très-peu de tems, je
crois que nous, (les Commiffaires
nommés par le Parlement,) fouffi-
gnerons le Certificat qui lui procure-
ra l'argent.

Il y a déja quatre perfonnes qui ont

été fondées avant l'ufage du Remede & après leur guérifon, & il y en
a encore une autre qui eft entre mes
mains, qui eft parfaitement revenuë,
& que je propofe de fonder dans peu
de jours en préfence de tous les Chirurgiens de caractére à *Londres*, comme il a été fait à l'égard des quatre autres. Une de ces perfonnes avoit 67.
ans, avoit eû la Pierre prefque huit
ans, & j'ai tout lieu de croire qu'elle
étoit terriblement groffe ; car fa maladie s'eft toûjours augmentée, & depuis plus de cinq ans il ne pouvoit
pas fe tourner dans fon lit, fans une
douleur extrême, & fon paroxyfme
étoit continuel ; fa guérifon fut ac-
complie en moins de cinq mois fans
le moindre mauvais accident.

La feconde avoit foixante ans ;
avoit eû la Pierre fept ans, fa guérifon fut finie en huit mois fans aucun
accident.

La troifiéme avoit cinquante ans,
avoit eû la Pierre un an & demi, fa
guérifon fut auffi finie heureufement
en quatre mois.

La quatriéme étoit prefque dans le
même cas que la troifiéme & avoit le
même fuccès.   F f iiij

La cinquiéme que je n'ai pas fon=
dée depuis la guérifon , a 79. ans , a
eû la Pierre quatre ans , & a pris le
remede environ quinze femaines.

Vous voyez par ces exemples que
les perfonnes qui ont été guéries font
ageés , & à ce qui me femble , c'eft
une Régle à laquelle il y a très-peu
d'exceptions , qu'à proportion de l'a-
ge du malade le remede fera plus efficace , même à un tel degré , que
dans les fort jeunes gens , il ne fait
prefque rien davantage que d'empêcher l'accroiffement de la Pierre ; au
lieu que dans les fort vieilles gens , il
ne manque que fort rarement , où la
Pierre n'eft pas compliquée avec quelque autre dérangement des reins ou
de la veffie. C'eft la vérité de cette
obfervation qui m'a porté de tailler
les jeunes gens ; on a crû qu'apparem-
ment la raifon de cette variété d'évé-
nemens dans différentes perfonnes
étoit fondée fur la dureté différente
des Pierres ; mais à ce que j'ai vû
par celles que j'ai trouvées rongées, &
par les écailles vuidées pendant la cu-
re , qui ont été auffi dures qu'une
Pierre puiffe être , il n'y a pas grande

vraisemblance que la dissolution fût redevable à la molesse de la Pierre, mais plûtôt à la différence de changement produit dans l'urine des vieillards à l'égard de celle des jeunes gens ; au moins c'est une chose très-remarquable que l'urine des jeunes gens , est en couleur comme du petit lait , & est très alkalescente, fermentant beaucoup avec un acide , au lieu que dans les vieillards, pendant la dissolution l'urine n'est pas si blanche , n'a pas la même odeur , & quelquefois pendant plusieurs jours ou semaines n'est pas alkalescente , comme j'ai souvent expérimenté.   J'ai l'honneur d'être

MONSIEUR,

Vôtre très-humble & très-obéissant serviteur,
S. SHARP.

A Londres, $\frac{17}{18}$. Janvier 1740.

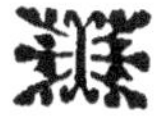

Lettre (1) de M. Amyand *Chirurgien, du Roi d'Angleterre & de la Société Royale , à M.* Morand.

A Londres , ce 27. *Décembre* 1739.

MONSIEUR,

Je n'ai reçû que depuis très-peu de jours la lettre que vous m'avez fait l'honneur de m'écrire le 9. Décembre, N. St. , où vous souhaitez que je vous dise impartialement ce que je pense du remede de Mlle. *Stephens ,* & de ce que je sçais de ses effets pour la dissolution de la Pierre ; si depuis ce tems-là vous vous êtes rencontré avec Mr. de la *Peyronie,* peut être vous aura-t'il fait part de ce qu'occasionnellement je lui ai marqué sur ce sujet qui me paroit fort à l'avantage de ce remede ; que les Mrs. établis pour l'éxamen , croyent que sur leur raport on payera à la Communicatrice les 5000. liv. sterlins qui lui sont adjugés.

(1) Cette Lettre paroit encore en original.

Ces Mrs. produifent trois vieillards tous affligés de la Pierre depuis long-tems, que nous avions ci-devant fondés & qui l'ont été *noviſſimè* par eux, & par prefque tous les Chirurgiens des Hôpitaux, après avoir fait, l'un l'uſage de ce remede pendant neuf ſemaines, un autre ſix mois, & le troiſiéme un an. Il eſt certain que dans un chacun on avoit ſenti bien diſtinctement la Pierre par la ſonde, & qu'en dernier lieu 14. perfonnes l'ont cherchée inutilement dans l'un & 7. ou 8. dans les autres, ces faits parlent, on ne peut rien y répliquer. J'ai été long-tems à me rendre, bien que le Docteur *Hartley* m'eût fait part de toutes ſes expériences ſur ce reméde; aujourd'hui je penſe qu'il mérite encouragement, je connois un très-grand nombre de malades qui font foulagés par ce reméde après trois ſemaines; il irrite d'abord le mal, c'eſt bien dommage qu'il eſt ſi défagréable. J'ai vû depuis peu des Pierres tirées de la veſſie après la mort & l'uſage de ce remede qui ſemblent marquer le pouvoir du diſſolvant, il ne nuit point à la ſanté de ceux qui peuvent le prendre, au contraire ; mais on ne peut compter fur fon fecours, qu'auffi long-tems qu'on le prend : au moins il paroît par plufieurs exemples que les accidens fe font réveillés à ceux qui en ont abandonné l'ufage. J'ai l'honneur d'être avec une parfaite reconnoif-fance,

MONSIEUR,

Vôtre très-humble & très-obéiffant Serviteur,
CLAUDE AMYAND.

Traduction d'une Lettre de Mr.
Hartley à *Mr.* Morand.

Le 6 Mars 1740.

MONSIEUR,

Je vous ai envoyé, il y a quelque jours, les Ouvrages que vous desiriez, je vous écris aujourd'hui pour vous apprendre que Mlle *Stephens* a obtenu le Certificat conforme à ce que l'acte du Parlement exigeoit, & signé de la plus grande partie des Commissaires. Il y eut hier une assemblée dans la Chambre du Prince, qui est attenant la Chambre des Seigneurs, il s'y trouva 22 Commissaires qui signérent le Certificat, à l'exception de Mr. le Docteur *Pellet* Président du Collége des Médecins, & de M. le Docteur *Nesbitt* un des Censeurs de l'année derniére, ces Mrs. paroissoient bien convaincus qu'il y avoit des Exemples que les Remedes de Mlle *Stephens*

avoient chaſſé des Pierres de la Veſſie , mais ils ne vouloient point paſſer les mots , *pouvoir de diſſoudre la
Pierre*. Le Docteur *Pellet* dit qu'il ne
pouvoit pas aſſurer comment cela ſe
faiſoit, & le Docteur *Neſbitt*, que ces
remedes agiſſoient plutôt comme
lithontriptiques que comme diſſol-
vants : il faut obſerver que ſuivant
l'Acte du Parlement, il falloit néceſ-
ſairement que dans les Certificats on
mît les mots , *utilité , efficacité & pouvoir de diſſoudre* , en parlant des avan-
tages du reméde. Le D. *Whitaker* autre Cenſeur n'y étoit pas ; Mrs.
Gardiner & *Burton* Cenſeurs en place
ont ſigné avec le Docteur *Hales* Auteur de l'Hemaſtatique , le Docteur
Shaw , Mrs. *Cheſelden* , *Hawkins* ,
Sharp, & moi.

Le Docteur *Hales* fait à preſent des
expériences pour déterminer en quoi
conſiſte eſſentiellement l'efficacité
des remedes , & les perfectionner
s'il ſe peut ; il trouve que la lie
du ſavon diſſout les Pierres expoſeés
à une douce chaleur , plutôt qu'aucune autre liqueur , excepté l'eſprit de
Nitre , & il obſerve en même tems

que la lie de la potaſſe ſeule, ou cendres dont on fait le ſavon & ſans
mélange de chaux, n'a point d'effet
ſur elles, quoiqu'elle ſoit faite auſſi
forte, & qu'elle ait été entretenue
boüillante pendant pluſieurs heures.

Il y a environ un an que je mis
pendant pluſieurs jours & à une chaleur modérée, quelques morceaux de
Pierres en digeſtion dans mon urine
changée par les remedes, & en même-
tems j'expoſai à la même épreuve des
morceaux des mêmes Pierres dans l'urine ordinaire, enſuite je les retirai, je
les peſai étant encore mouillées, &
je trouvai que celles qui avoient été
dans mon urine, avoient toutes augmenté de poids plus que celles qui
avoient été dans l'urine ordinaire :
quand elles furent ſéches, il ſe trouva que toutes celles qui avoient été
dans mon urine, avoient perdu de
leur poids, & que celles qui avoient été
dans de l'urine ordinaire, en avoient
acquis, conformément à mes premiéres expériences. Il ſuit de là que l'u-
rine changée par le remede, eſt plus
fortement imbibée de la Pierre que
l'urine ordinaire, ou comme le diroit un

Nevvtonien, elle en attire davantage.

Le Docteur *Hales* penfe que la blancheur des écailles & fragmens jettés par les malades, prouve que l'urine changée par le remede, diffout d'une maniére analogue à ce qui arrive au linge qui blanchit par la folution de la Potaffe, parce qu'elle enleve l'huile végétale, cela eft conforme aux Remarques de Mr. *Geoffroy*.

Je fouhaiterois fort, qu'il voulût bien m'apprendre la méthode de faire du favon d'*Alicante*, fi cela eft poffible, la différence qu'il y a entre celui d'*Alicante*, & ceux de *Venife*, de *Caftille*, de *Marfeille*, de *Joppa*, &c. & fi on en peut faire de quelqu'une de ces efpéces fans chaux. Je ferai attentif à vous communiquer ce que je pourai apprendre, & je ferois bien-aife d'être informé de ce qui viendra à vôtre connoiffance.

Je fuis, &c.

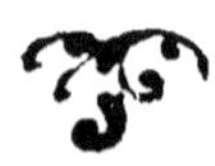

Extrait d'une Lettre de Monsieur Geoffroy, à M. Hartley, en réponse à la Lettre précédente.

... JE vais, Monsieur, vous faire le détail en peu de mots de quelques-unes de mes Observations sur les effets du Remede de Mlle *Stephens*, de l'examen Chymique que j'en ai donné à l'Academie, de plusieurs Expériences que j'ai commencées sur la Pierre de la vessie, & enfin de la maniere dont je prépare le Remede.

Un Malade âgé d'environ 55. ans, fils d'un Officier qui avoit été taillé pour la Pierre, ne voulut jamais être sondé, il urinoit le sang, il ressentoit des douleurs aiguës dès qu'il faisoit quelque route un peu longue, il ne pouvoit plus voyager en Chaise de Poste, & ses douleurs augmentant de jour en jour, il se détermina le premier Août 1739. à commencer l'usage du Remede Anglois, prenant trois fois par jour, & à chaque fois 56. grains de la poudre des deux espéces de Co-

Effets du Remede de Mlle Stephens.

Gg

quilles dont il a été parlé dans la Recette ; chaque dose délayée dans 4.
onces de vin blanc ou environ , & pardessus chacune de ces doses , un demi-
septier de tisanne : ainsi c'étoit par
jour trois demi-septiers de tisanne &
168. grains de poudre. Il a suivi le
Régime prescrit par la Recette imprimée , avec la plus grande exactitude ,
pendant trois mois , prenant peu d'ali-
mens , faisant peu d'exercice , & bûvant peu , quoiqu'il fût quelquefois
très-alteré. Par le Journal des observations écrites par le Malade lui-
même pendant le premier mois , on
voyoit qu'il se sentoit déja considérablement soulagé , qu'il avoit rendu
avec ses urines des matieres pierreuses ,
blanches , & en lames , la plûpart convexes d'un côté & concaves de l'autre ;
je les fis voir alors à l'Academie. Le
34e. jour du Remede , ce Malade alla
se promener , & marcha pendant deux
heures à grands pas : il craignoit de
ressentir en rentrant de grandes douleurs , tant à cause de cet exercice ou-
tré , par rapport à son état , que parce
qu'il s'étoit retenu d'uriner pendant un
tems considerable ; ce qui dans d'au-

tres tems lui faisoit uriner le sang ; mais il eut la satisfaction , étant rentré chez lui , d'uriner abondamment , sans aucune douleur , & son urine se trouva très-belle : les jours suivans il rendit des urines chargées de matieres blanches , détrempées , mêlées de glaires , tantôt elles s'éclaircissoient & tantôt elles se troubloient.

Quelques jours après la premiere sortie , le malade en tenta une seconde , qui n'eut pas un succès si favorable. Ses urines à son retour furent teintes de sang , & vers le soir il jetta une si prodigieuse quantité de sable & de glaires fondues ou délayées , que son urine en paroissoit huileuse. Depuis ce tems-là il rendit par intervalles des fragmens de Pierre assez gros. Lorsqu'il revenoit de la Promenade , il urinoit facilement , & rendoit ordinairement de petites écailles. L'agitation fiévreuse qu'on appercevoit précédemment à son poux , lorsqu'il devoit rendre de ces sortes de matieres pierreuses ou concretes , ou délayées , n'étoit plus sensible au bout de deux mois de l'usage des Remedes. L'insomnie , l'alteration dont il se plaignoit au commencement de l'ufage du Remede, tout s'étoit évanoüi peu à peu, fes urines étoient devenuës claires & fans fédiment.

Le 28. du même mois, il quitta l'ufage du Remede, le 30. il fortit en voiture, il fe promena à pied, & alla à l'Opera, qu'il vit tout entier fans s'affeoir, fans avoir aucun befoin, & fans reffentir aucune douleur; il alla enfuite dans deux Quartiers fort éloignés, & revint chez lui fans qu'il eût lieu de fe plaindre d'avoir pouffé trop loin l'expérience. Le lendemain les urines de la nuit fe trouverent un peu colorées, dans la journée elles dépoferent un fédiment rouge, comme le font fouvent les urines de quelques perfonnes, qui font cependant en bonne fanté; mais dès le deux Novembre elles reparurent claires, de bonne couleur, & fans dépôt. Quelques jours après, foit à l'occafion du froid qu'on reffentoit alors, foit à caufe du changement de régime, qui fut peut-être un peu trop fubit, le Convalefcent fut attaqué d'une fiévre à friffon, qui avoit le caractére de double tierce; mais cette fiévre dura peu, & céda aux remédes ordinaires, & à quelques prifes de Quin-

quina ; ainfi ce Malade a pris le Remede Anglois pendant trois mois moins
trois jours, avec un fuccès inefperé.
Comme ce malade n'a jamais voulu
être fondé, (quoique M. Morand lui
ait propofé plufieurs fois,) il n'y a
rien qui puiffe faire foupçonner l'exif-
tence de la Pierre que les fimptomes
précédens, & qui font tous évanouis.

Les autres Malades dont je vais parler, ont été tous fondés, & on leur a
trouvé la Pierre ; l'un d'eux qui étoit
un enfant de 12. ans, avoit été amené
à l'Hôpital de la Charité pour être taillé. On lui fit commencer l'ufage du
Remede le 12. du mois de Septembre
dernier ; les douleurs qu'il reffentoit,
étoient très-vives, & il ne pouvoit
retenir fes urines. Au bout de dix jours
de l'ufage du Remede, il étoit en état
de les garder, il rendoit affez fouvent
des écailles avec des fédimens blancs,
mais ce fuccès n'eut pas une longue
durée, les accidens font revenus, il
paroît que le Remede ne lui a procuré
aucun foulagement. Nous avons plufieurs autres enfans dans le même cas,
que l'on va tailler inceffamment. Ce
qui joint aux obfervations faites en

Angleterre depuis la publication de la Recette , feroit foupçonner que le Remede n'eft falutaire qu'aux Adultes.

Tous les autres Malades , après avoir fait ufage de la tifanne & de la poudre à dofe entiere , ont tous rendu des glaires en quantité , des fédimeus plâtreux & des écailles , & ont tous fenti du foulagement ; mais il y a fi peu de différence effentielle entre toutes ces obfervations , qu'il eft inutile d'en parler. Un Malade cependant a pris pendant fix mois & de la tifanne & de la poudre fans aucun fuccès ; car il a une Pierre affez confiderable , & il a trèspeu rendu d'écailles & de fedimens.

La Boule de Savon qu'on fait diffoudre dans une décoction de quelques Plantes diurétiques & carminatives , eft elle-même teinte en couleur d'ardoife par d'autres végétaux , auffi de la claffe des diurétiques & réduits en charbons. Ces végétaux ne concourent point à l'action du Remede comme diurétiques mais feulement comme charbon : Or fous cette forme , que peuvent-ils communiquer au Savon ? Très-peu de fel & un peu plus de matiere fulphureufe ou d'huile brûlée ;

auſſi cette matiere ſulphureuſe ſe déve-
lope - t'elle pendant l'ébullition , par
l'action des ſels alcalis du Savon , &
ſent-on une odeur ſulphureuſe.

Le Miel ne ſemble propre qu'à divi-
ſer les parties , à en adoucir l'acreté
ſaline , & à rendre la liqueur un peu
moins déſagréable à boire.

La calcination des coquilles d'œufs ,
& celle des Limaçons , fournit des abſorbans terreux qui tiennent (ſur-tout
la coquille d'œuf) de la nature de la
Chaux , puiſqu'on peut faire de la
Chaux véritable avec les coquilles de
tous les animaux teſtacés & cruſtacés ,
& ces abſorbans (ſur-tout la coquille
de Limaçon , dont l'animal eſt réduit
en charbon) ſont penétrés de l'huile
fœtide de l'animal.

Les Auteurs du Remede auront ſans
doute employé les Plantes diurétiques & carminatives qu'on fait boüillir
dans l'eau avec la boule de Savon ,
comme ſtomachiques , & comme capables de pouſſer par les urines.

Dans la Recette des Pillules , on ne
joint au Savon & au Miel que la poudre de Limaçons, on ſupprime la Chaux
d'œuf , & on les déguiſe par le char-

bon sulphureux des graines carminatives & diurétiques. On voit bien que ces
absorbans modérent l'action du Savon,
qui sans cela purgeroit trop ; mais l'on
ne sent pas de même d'où vient que
l'on a supprimé la Chaux des coquilles
d'œufs : on a peut-être appréhendé que
l'action de cette Chaux , n'étant pas
corrigée par le vin blanc , fût trop acre.
Il ne semble point indiférent de substi-
tuer la Recette de la tisanne & celle
des Pillules l'une à l'autre ; il m'a paru
que ce Remede en boisson réussissoit
toujours beaucoup mieux qu'en forme
solide , & qu'il fatiguoit beaucoup
moins l'estomac des Malades. Quoiqu'il en soit , j'ai observé qu'il est toujours plus sûr de donner immédiatement avant la tisanne de Savon , une
prise des deux poudres absorbantes ;
c'est un Alcali , partie terreux , partie
salin , qui se joint au sel du Savon ,
& à sa partie grasse , & dont il résulte
un composé capable de se mêler après
les digestions avec la sérosité , de cir-
culer avec elle , d'être filtré par les
reins & passer ensuite dans la vessie , suffisamment chargé de ces principes ,
pour agir ensuite sur la Pierre , comme

diſſolvant des ſoufres ou matieres graſ-
ſes qui peuvent avoir contribué à la
coaguler. Ce ſuccès eſt vraiſemblable
pour des Pierres qui n'ont point encore acquis un dégré de dureté capable
de réſiſter à l'action d'une liqueur qui
n'a & ne peut avoir que des ſels Alcalis ; mais ne ſeroit-ce pas trop attendre du Remede Anglois , que d'eſpe-
rer qu'il agiroit ſur certaines Pierres
dures que l'on ne peut diſſoudre , peut-
être que par des acides ?

Mlle *Stephens* a choiſi pour ſon Reméde le Savon d'Alicante , qui a pour
baſe l'huile ou le ſel de la ſoude , lequel eſt le plus doux de tous les ſels
fixes , on le rend cependant plus actif
par la Chaux vive avec laquelle on le
leſſive. On évapore cette leſſive juſques à un certain point , puis on y
ajoute de l'huile d'olives dans une proportion convenable , on cuit ce mélange juſqu'à ce qu'il ſoit en état de
prendre corps , & former une pâte ſo-
lide en réfroidiſſant. Ce que je rapporte ici de ſa fabrique , n'eſt qu'un extrait
très-court des mémoires que M. de
Reaumur m'a communiqués , & qui
doivent faire partie de la deſcription

Compoſi-
tion du Sa-
von d'Ali-
cante.

des Arts. Quant aux doses, chaque Millerolle d'huile d'olives, mesure qui en contient 113. à 115. livres, poids de Marc, cuite avec la lessive de soude & de chaux vive, doit rendre après la cuisson 180. livres de Savon parfait, soit blanc, soit marbré ; l'huile d'olives cuite avec une lessive de sels Alcalis, ne doit perdre que très-peu de son poids à la cuisson ; c'est pourquoi d'après les bonnes épreuves que j'ai faites, je juge que sur 180. livres de Savon, il doit y avoir 50. livres de sel de soude, 15. d'humidité aqueuse, si l'on a employé un Quintal de soude pour les fabriquer, & le reste du poids est l'huile d'olives ; il faut cependant compter pour quelque chose dans cette masse la portion la plus fine de la chaux vive qui a dû rester dans la lessive décantée.

Voulant sçavoir au juste ce qu'un Malade prenoit par jour d'huile & de sel Alcali dans ses trois demi-septiers de décoction, ou tisanne de Savon, il m'a fallu chercher dans le Savon lui-même ces différentes proportions, & par l'analyse que j'ai faite, j'ai trouvé qu'il pouvoit y avoir environ 2. gros

48. grains de sel véritable de soude, sur deux onces de Savon, & j'ai retiré par un autre procedé, en attaquant le sel de soude avec un acide, 1. once 3. gros 20. grains d'huile d'olives véritable, sans nul changement & nulle altération ; par conséquent un Malade qui boit par jour trois demi-septiers de tisanne, dans lesquels il entre 2. onces 2. gros de Savon, moins la petite portion qui s'en perd dans la cuisson, prend 1. once 4. gros 45. grains ½ d'huile d'olives, & le poids de 3. gros de sel de soude ou environ.

J'ai tenté la récomposition du savon en employant les mêmes doses & j'y ai réussi, j'ai même eu un savon liquide d'un goût beaucoup moins desagréable que ne l'est le savon ordinaire, & que l'on peut presque sur le champ préparer.

L'urine de ceux qui prennent le remede Anglois fermente un peu plus vivement avec une huile de vitriol foible, que celle des personnes qui ne prennent pas le remede. *Expérien- ces sur l'u- rine de ceux qui font usage du Remede de Mlle Stephens.*

La même urine étant mêlée avec l'huile de chaux, il se fait une précipitation d'un blanc roussâtre de laquelle il fe fépare à la longue une matiere pefante, graffe, & mucilagineufe, & cette liqueur à la fin fe defféche & devient dure comme de la colle forte. L'urine des perfonnes non foupçonnées d'avoir la Pierre ne produit avec l'huile de chaux qu'un leger *Coagulum* fans glaires, & ne fe defféche que très-difficilement.

La folution du fel de foude bien pur, verfée fur l'urine des Pierreux, précipite une maffe compofée de plufieurs floccons blancs fort adhérens les uns aux autres par les points où ils fe touchent. Une forte leffive de foude ordinaire fépare tous ces floccons les uns des autres comme le fait l'huile de chaux.

L'urine des malades qui prennent le remede étant évaporée jufques à ficcité, m'a laiffé une maffe brune, épaiffe & fi faline, qu'elle étoit ftriée du centre à la circonférence. Le *Deliquium* de cette maffe féparé de fa partie graffe, donne par une nouvelle évaporation, une quantité affez fenfible de fel approchant de celui de la foude, & pareil à celui que j'ai retiré du favon. J'en ai fait un fel de

Glauber, ce qui prouve qu'une portion de favon paffe dans l'urine, puifqu'on y retrouve fon fel, & qu'on y apperçoit une matiere graffe furabondante.

La férofité du fang d'un malade qui prend le remede, eft beaucoup plus limpide que celle des perfonnes faines faignées par précaution. Le fang de ces mêmes Pierreux, fournit un fel fixe beaucoup plus abondant que le fang des perfonnes qui fe portent bien.

Le favon fait avec la foude, donne un fel de Glauber; j'en ai retiré ce fel avec l'acide vitriolique par plufieurs procedés, & j'en ai été d'autant moins furpris, que l'on a des preuves certaitaines que la bafe du fel marin exifte dans le fel des cendres du Kali, & dans le fel de toutes les Plantes qui croiffent le long des Côtes de la Mer. Il n'en eft pas de même du Savon qui auroit pour bafe un fel Alcali différent de la foude, tel que la Potaffe ou les cendres gravelées bien dépurées de leur fel moyen; l'acide vitriolique verfé fur le fel refté après la calcination d'un tel favon, au lieu de donner un

ſel de Glauber donneroit un Tartre
vitriolé.

Expérien-
ces ſur la
Pierre de la
Veſſie.
J'ai fait pluſieurs expériences , qui
démontrent qu'au moins les urines
des malades qui charient actuellement beaucoup de glaires & de ſédiment , n'agiſſent point ſur la Pierre
comme diſſolvant.

J'ai ſuſpendu une Pierre de la veſſie dans un vaiſſeau de verre , elle
peſoit exactement 2. onces 3. gros
$5\frac{1}{4}$ grains , & elle avoit extérieurement des rugoſités , c'eſt-à-dire , quelques profondeurs & quelques petites
éminences ; j'ai verſé tous les matins
dans un vaiſſeau de l'urine fraîche d'un
malade actuellement dans l'uſage du
remede Anglois , ce que j'ai continué
pendant un mois ; au bout de ce
tems , je l'ai trouvée enduite d'un li-
mon pierreux qui s'y étoit exactement
appliqué ; l'ayant bien lavé avec de
l'eau qui en a emporté tout ce qui
pouvoit s'en détacher extérieurement , je l'ai fait ſécher dans une
étuve quelques jours de plus que ce
qu'elle y avoit été avant que de la
faire tremper dans l'urine , & je l'ai
trouvée augmentée du poids de

6½ grains. C'étoit l'urine renduë pendant le premier mois du traitement, qui produifoit cet effet, & elle charioit pour lors beaucoup de fédiment & de gravier.

Lorfque l'urine de ce malade ceffa de dépofer, je fufpendis de nouveau la même Pierre au milieu du vaiffeau bien nétoyé, & j'y mis de cette nouvelle urine devenuë pure, ayant foin comme dans l'expérience précédente de la changer tous les matins. Voyant qu'au bout de dix jours il ne s'y formoit aucune incruftation, je la retirai, je la lavai, & la fis fécher dans la même étuve & le même nombre de jours que la premiere fois, & je trouvai qu'elle ne pefoit plus que 2. onces 2. gros 42. grains. J'ai confervé cette Pierre, parce qu'elle peut déterminer à croire que le remede Anglois rend l'urine propre à agir comme diffolvant. Cette Pierre paroît comme gravée extérieurement en quelques endroits, & on y apperçoit de petits trous par lefquels il femble que l'urine commençoit à agir dans fon intérieur.

Cette diminution de demi gros en

dix jours de tems, comparée à la premiere experience où elle avoit augmenté de 6. grains, fait voir que ce
n'eſt que quand l'urine eſt dépurée de
ſes glaires & de ſon ſédiment, qu'on
peut avoir un indice vrai-ſemblable
de ſon action ſur la Pierre.

L'urine de ceux qui font uſage du
remede de Mademoiſelle *Stéphens*, eſt
très-glaireuſe & chargée de ſédiment
blanc pendant le premier & ſouvent
pendant le ſecond mois. Or ce ſédiment n'eſt abondant que quand il y
a des glaires ; ainſi çes glaires détachées par le ſavon dans le corps, ne
pourroient-elles pas agir peut-être de
même que le blanc d'œuf dont on ſe
ſert pour clarifier pluſieurs préparations de Pharmacie, ou comme la
colle de poiſſon qu'on employe à
éclaircir le vin ? De quelque maniere
que cela ſe faſſe, l'experience prouve
ſurement que l'uſage du ſavon pouſſe
les glaires par la voye des urines, &
c'eſt du moins un effet conſidérable.
Le ſavon en ce cas peut agir & par
l'huile & par le ſel Alcali qu'il contient ; par l'huile en relâchant les conduits par où doivent ſortir les graviers

viers & les autres corps étrangers de même espece, qui peuvent enfiler la route de ces conduits ; par son sel Alcali, en dissolvant toutes les matieres huileuses, sulphureuses, résineuses, qui font le lien de la Pierre.

Je fais tremper les coquilles d'œufs pendant 2. ou 3. jours, ensuite je les fais laver dans plusieurs eaux, après qu'elles ont été brisées on les fait égouter & sécher à l'air, puis on les met dans de grands creusets qu'on en remplit sans les trop entasser. On a soin de faire percer quelques trous aux creusets, de côté & d'autre & à differentes hauteurs. On couvre ces creusets de leurs couvercles avec lesquels on les lutte, & je les fais placer dans un four de potier à l'endroit où le feu doit être le plus vif. Dans les endroits où l'on chauffe ces fours foiblement, il faut y laisser les creusets pendant trois fournées. On est sûr que les coquilles d'œufs font assez calcinées, quand ce qui est au centre du creuset a blanchi ; car il reste ordinairement vers ce centre, & surtout vers le fond du creuset des petites parties de coquille qui demeu-

Préparation du Reméde.

H h

rent noires, & ce font celles qui ne tombent point en farine à l'air, & qu'on doit féparer par le tamis de foye.

Si l'on croïoit qu'il fût néceffaire d'employer les Plantes réduites en charbon, on peut les brûler dans un tuyau de Poële d'un pied & demi de long, à l'un des bouts duquel on fait river un fonds, & ajufter à l'autre bout un couvercle de tole ; ayant rempli cette longue boëte de petit Creffon fauvage, ou de toute autre plante, on la place horizontalement dans une cheminée au milieu de 2. ou 3. bûches, & on l'y laiffe jufqu'à ce qu'on ne voye plus fortir de fumée par les jointures du couvercle ; c'eft alors que la plante eft réduite en charbon fulphureux.

A l'égard des Limaçons, après les avoir lavés & égoutés, il faut les calciner comme les Plantes dans une femblable boëte de tole, & la tenir au milieu du feu, jufqu'à ce qu'il ne forte plus de fumée par les jointures du couvercle.

Le refte de la préparation eft très-bien décrit dans la Recette imprimée, je ferai obferver feulement qu'on ne doit jamais faire boüillir le Savon dans des vaiffeaux de cuivre, ni laiffer féjourner la décoction dans de femblables vaiffeaux, parce que le Savon les corrode, & que cette tifanne feroit imprégnée de verd de gris. On doit fe fervir de vaiffeaux de terre ou de fer blanc.

IL n'eſt pas poſſible de rapporter ici toutes les obſervations faites en Angleterre ſur l'uſage des Remedes de Mlle *Stephens*. M. *Hartley* en a recueilli lui-même un plus grand nombre que ce qu'il a publié dans ſon ouvrage ; car dans une Lettre écrite à M. *Morand* au mois de Fevrier 1740. & depuis l'impreſſion de ſon livre , il mandoit qu'il avoit environ trois cens cas , dans leſquels ſont compris ſans doute ceux qui , depuis l'acte du Parlement , ont déterminé les commiſſaires à donner à Mlle *Stephens* le certificat avantageux , moyennant, lequel elle a reçu le 28. Mars la ſomme promiſe. On a cru que les faits rapportés dans ce Recueil ſuffiſoient pour inſtruire le Public des effets que les Remedes ont eus en Angleterre.

Il y a eu auſſi une grande quantité d'ouvrages publiés ſur la même matiere , qu'on n'auroit pu donner traduits , ſans étendre beaucoup ce Recueil ; on ſe contentera de mettre ici les titres de ceux qui ont été imprimés pour & contre les Remedes de Mlle *Stephens*.

Ce détail peut faire plaisir à ceux qui voudroient sçavoir tout ce qui s'est fait sur cela.

1738.

DIssertation sur la Pierre de la vessie , dans laquelle on examine la nature de la Pierre qui se forme dans le Corpsu Hmain, & des menstruës propres à la dissoudre ; & leur convenance avec les loix de la Philosophie & de l'Œconomie Animale. *En Anglois*, traduite dans le Volume qui est sous Presse.

Observations faites sur dix personnes qui ont pris les Remedes de Mlle *Stephens* pour la Pierre avec un extrait de quelques experiences qui éclaircissent cette matiere; par David *Hartley*. *En Anglois*.

Propositions pour rendre les Remedes de Mlle *Stephens* publics. *En Anglois*.

Examen des raisons pour & contre la souscription en faveur d'un Remede pour la Pierre, tiré de l'Etat politique de la grande Bretagne , mois de Juin. *En Anglois*.

Recherche fur la nature des Remedes de Mlle *Stephens*, pour déterminer s'ils contribuent à la diffolution ou à l'accroiffement des Pierres dans le Corps Humain, tirée de l'Etat politique de la grande Bretagne, mois d'Aouft. *En Anglois*.

1739.

EXpofition des preuves pour & contre les Remedes de Mlle *Stephens*, contenant cent cinquante-cinq obfervations, avec quelques expériences &c. par David *Hartley*. *En Anglois*. Tous ces articles font traduits dans ce Volume.

Hiftoire du fuccés des Remedes de Mlle *Stephens* pour la Pierre, dans la maladie de M. *Kirkpatrick*, Docteur en Théologie & en Medecine, rapportée par lui-même. *En Anglois*. Traduite dans le Volume qui eft fous Preffe.

Acte du Parlement d'Angleterre pour affurer une récompenfe à Jeanne *Stephens* en faveur de la découverte de fon Remede pour la guérifon de la Pierre. *En Anglois*. Traduit dans ce Volume.

Estimation du merite des Remedes de Mlle *Stephens* pour dissoudre la Pierre, conformément à l'Acte du Parlement, *Parturient montes*, &c. avec un moyen bien plus aisé de dissoudre la Pierre. Cet ouvrage se donne *gratis*, chés celui qui débite le fameux collier anodin pour les enfans. *En Anglois.*

Nouveau Traité de la Pierre, avec une analyse exacte des differentes préparations des Remedes de Mlle *Stephens*, pour prouver que ce ne peut être un spécifique de la Pierre ; par le Chevalier de *Coetlogon*, Chevalier de S. Lazare, Membre de l'Academie Royale d'Angers. *En Anglois.*

La verité devoilée pour le bien public, ou Traité sur la Pierre, où l'on fait connoître au long les remedes de de Mlle *Stephens*, & l'on prouve incontestablement par un grand nombre de cas qu'ils sont propres à dissoudre la Pierre, avec des regles pour les preparer & les employer avec succès. L'on y a ajouté un examen équitable du Docteur Henry *Bracken*, & une Epitre dédicatoire au même. Par Omelio *Pitcarne*, Docteur en Médecine. *En Anglois.*

Differtation fur le diffolvant de la Pierre & en particulier fur celui de Mlle *Stephens*. Par M. *Le Cat*, Chirurgien, Correfpondant de l'Academie Royale des Sciences & Membre de la Société Royale de Londres.

1740.

EXamen impartial de tout ce qui a rapport aux Remedes & aux Cures de Mlle. *Stephens*, divifé en deux parties, dont la premiere contient neuf des principaux Cas publiés par le Docteur *Hartley* à prefent determinés fort differemment, avec quelques réfléxions fur une Pierre difloute dans la veffie. Dans le même ouvrage, l'Auteur fait obferver qu'il a fait connoître les remedes de Mlle *Stephens* long-tems avant qu'ils ayent été rendus publics; la feconde partie contient la recette de Mlle *Stephens* avec des obfervations fur ce qu'elle renferme. *En Anglois*.

Traité des diffolvans de la Pierre & de la guerifon de la Pierre par le régime & la nourriture, compofé par Théophile

Théophile *Lobb* Docteur en Médecine & de la Société Royale. 8°. on
fait voir dans ce traité par la raison
& par l'experience qu'il est très-possi-
ble de dissoudre la Pierre, soit dans
les reins, soit dans la vessie, par une
nourriture convenable & une diete
particuliere. *En Anglois.*

Remede pour la Pierre publié dans une Gazette Angloise le 30. Juin 1739.

LE détail suivant d'un Remede pour la Pierre & la Gravelle, ayant été depuis peu rendu public, & souvent experimenté avec grand succès, lorsque d'autres Remedes ont manqué, on le réimprime ici dans les propres mots des Médecins mêmes qui l'ont communiqué.

Comme j'ai toujours eu l'inclination de faire tout le bien que j'ai pû dans ma pratique de Médecine, je vous donne une recette, que j'ai éprouvée nombre de fois, comme le plus excellent & le plus sûr Remede, pour la Pierre & la Gravelle dans les reins, dans les ureteres ou dans la vessie. J'avois envie depuis long-tems de le communiquer au Public, mais ayant depuis peu fait des Cures admirables, (& sur-tout dans une personne remarquable, qu'une Pierre mettoit à la torture & en danger de mort, qui rendoit des

urines fanglantes, &c. & qui fut foulagée dans quelques minutes par mon
Remede , & peu après guérie ,) je
réfolus de ne pas différer davantage la
publication de ce Remede ; & je crûs
même qu'il étoit mieux de le faire à
préfent , à caufe de la faifon qui fournit en Fleurs les Plantes dont il eft
compofé. Je n'ai pas befoin d'en dire
davantage des effets de ce Remede ,
ceux qui l'effayeront, feront bien plus
en état de le louer , & de voir qu'il eft
fort innocent.

RECETTE.

R. De feüilles de Guimauve , de
Mercuriale , de Saxifrage & de Parié-
taire , de chacune fraichement cüeil-
lies , trois poignées ; coupés - les
menües avec des cifeaux , meflés-les
enfemble & pilés-les dans un mortier
de marbre propre avec un pilon de
bois , jufqu'à ce qu'elles foient comme en pâte ; enfuite otés-les & les éten-
dés dans une large terrine verniffée.
Vous les y laifferés & les remuerés
une fois le jour , jufqu'à ce qu'elles
foient bien feches (fans les expofer

au foleil) : alors elles font préparées & pourront fe garder toute l'année. De ces drogues ainfi fechées, faites-en avec de l'eau boüillante une infufion comme du Thé la plus forte que vous pourrés boire, buvez-en trois ou quatre taffes, ou même plus, tous les jours matin & foir, que cette boiffon foit d'une chaleur moderée, adouciffez-la avec du fucre, & mettez dans chaque taffe au moins une demie cüeillerée d'huile de Ben fraichement tirée (que l'on a dans ce cas éprouvé être preférable à l'huile d'amandes & à toute autre huile :) mêlez le tout enfemble, & continués ce Remede auffi long-tems qu'il en eft befoin.

Quoique ce Remede paroiffe fimple, cependant c'eft un excellent émollient, il eft agréable à l'eftomac (à moins que l'huile de Ben foit vieille ou rance :) on verra qu'il adoucit l'acreté des humeurs en général & particulierement de celles qui engendrent la Gravelle & la Pierre, & qu'en même tems il relache les Solides. C'eft une chofe bien connuë de tous les Medecins, que les Remedes émolliens étendent, humectent & relâchent les Fibres juf-

qu'à leur véritable diametre, sans forcer les parties : par le moyen de tels
remedes les obstructions des reins &
des passages urinaires sont levées, les
concrétions sabuleuses, pierreuses &
graveleuses sont nettoyées, le séjour
de ces concrétions est empêché, &
les parties sont en état de prêter à l'ex-
pulsion de ce qui pouroit les boucher,
ou s'y arrêter. Ces Remedes, & celui-
ci en particulier dissipent encore toute
chaleur, & toute difficulté d'uriner,
par leur nature mucilagineuse ils ra-
fraichissent & guerissent les reins & la
vessie, ils soulagent promptement les
Coliques Nephretiques, ils chassent les
vents, & ils previennent le retour de
nouveaux accidens en tenant le ventre
libre.

Un Medecin de notre Collége,
Sçavant, honnête - homme, & fort
estimé pour sa sincerité, parlant dans
ses Ouvrages sur la Pierre & la
Gravelle, d'un des ingrediens qui entre dans notre Recette, dit que plusieurs l'ont vanté prodigieusement à
cause de ses qualités lithontriptiques
& qu'on rapporte à ce sujet, *qu'une
Personne à qui l'on avoit tiré par l'ope-*

ration de la Taille une fort groffe Pierre , en avoit fait une taffe dans laquelle elle avoit coutume de boire , mais
qu'une fois elle y avoit mis de la bierre
avec laquelle on avoit fait boüillir de
cet ingredient , que cette taffe tomba
auffitôt en pieces dans fes mains , & que
cette diffolution fubite fut attribuée à
cet ingredient. Je n'entreprendrai point
de décider fi cette Hiftoire eft vraie
ou fauffe , fi toutes les plantes de la
Recette , ou quelques-unes feulement
font capables de brifer & de fondre
la Pierre engendrée dans le Corps
Humain , en un mot fi le fait eft poffible ; mais il eft certain que tout ce qui
entre dans la compofition du Remede
dont il eft queftion ici , eft particulierement recommandé , quoique de differente façon fuivant les occafions ,
dans les écrits & dans la pratique de
tous les Medecins anciens & moder-
nes pour tous les cas de Gravelle ,
de Pierre , de Strangurie , de difficulté
d'uriner & avec grand fuccès.

*Tiré de la Gazette appellée, Common-Sen-
fe , ou* The English-Man's Journal. June 30.
1739.

F I N.

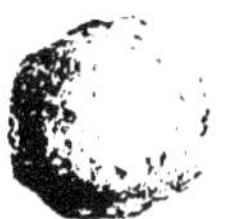

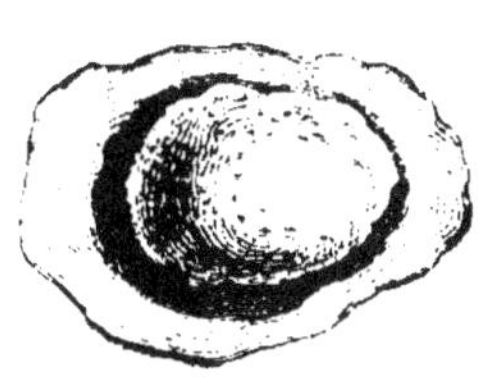

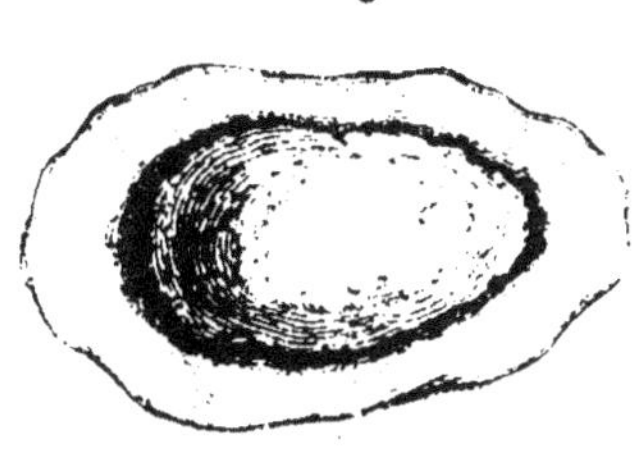

PIERRES de MR CARTERET

*D'apres le dessein fait de Memoire et envoyé
par M^r. Cheselden a M^r. Morand.*

Brunet f.

E R R A T A.

PAge 42. ligne 17. *Seephens* , lifez *Stephens.*

P. 48. l. 27. ôtez *difficilement.*

P. 51. l. premiere , *effacez cette ligne entiere.*

P. 57. l. 12. *Londies* , lif. *Londres.*

P. 61. l. 26. *fi* , lif. *fa.*

P. 62. l. 19. *confiderra* , lif. *confiderera.*

P. 64. l. pénult. *la* , lif. *l'a.*

P. 72. l. 17. *dans* , lif. *avec.*

P. 99. l. 8. *ma* , lif. *m'a.*

P. 120. l. 7. ôtez *qui.*

P. 121. l. 8. *infcrutation* , lif. *incruftation.*

P. 135. l. 7. *les* , lif. *le.*

P. 138. lig. dern. *accommode* , lif. *accommoda.*

P. 154. l. 7. *muceufe* , lif. *muqueufe.*

P. 156. l. 5. lif. *LXXXII.*

P. 169. l. 18. *hofes* , lif. *chofes.*

Idem , l. 19. *emedes* , lif. *remedes.*

P. 180. l. 21. *uretere* , lif. *uretre.*

P. 213. l. 14. *lui* , lif. *il.*

P. 301. l. 10. *qu'ils* , lif. *que les malades.*

AVIS DU LIBRAIRE.

ON trouvera à la fin du volume qui sera en état de paroître dans peu, l'Approbation & le Privilége de l'Academie Royale des Sciences, le Recueil étant de Messieurs Morand & de Brémond de cette Academie.